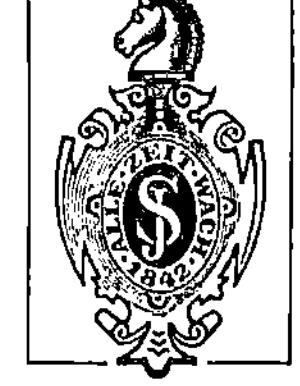

Hans E. Renschler

Die Praxisphase im Medizinstudium

Die geschichtliche Entwicklung
der klinischen Ausbildung
mit der Fallmethode

Springer-Verlag
Berlin Heidelberg New York
London Paris Tokyo

Professor Dr. med. Hans E. Renschler
Institut für Didaktik der Medizin
der Universität Bonn
Sigmund-Freud-Str. 25, D-5300 Bonn 1

ISBN-13: 978-3-540-16984-0   e-ISBN-13: 978-3-642-71520-4
DOI: 10.1007/978-3-642-71520-4

CIP-Kurztitelaufnahme der Deutschen Bibliothek. Renschler, Hans E.: Die Praxisphase im
Medizinstudium: d. geschichtl. Entwicklung d. klin. Ausbildung mit d. Fallmethode/Hans E. Renschler. –
Berlin; Heidelberg; New York; London; Paris; Tokyo: Springer, 1987
ISBN 3-540-16984-9 (Berlin ...)
ISBN 0-387-16984-9 (New York ...)

Datenkonvertierung, Druck- und Bindearbeiten: Appl, Wemding
2119/3140-543210

Inhaltsverzeichnis

Learning Concepts and Practising Medicine in Medical Education

Theoretical concepts and practice are regarded as different entities at German universities. For centuries it has been an open question as to how to link them in medical education. According to traditional pedagogical principles, students are taught the concepts before these are applied in practice. German students are assumed to be mature individuals when they enter medical school. As understood by Abraham Flexner and still expressed in 1961 by the German philosopher Karl Jaspers, the teacher and the student are equally free. Students may, therefore, take the advice of their teachers or disregard it at their own peril. The final examination, which deserves special attention, is the only situation in which the student must demonstrate proof of success of learning.

Since the beginning of this century governments in Germany have repeatedly tried to improve medical education, for example, by adding a practical year to the university training of medical students, which is based mainly on demonstrative clinical lectures.

Learning through *the case method* integrates theoretical concepts and practical work. Medical education in the USA has been based on the case method since its introduction in 1900 by Cannon. In order to discover, whether the case method had been used in earlier, successful systems of medical education, a new approach to the analysis of historical data had to be developed. History of medical education is mainly based on descriptions of teaching, which are evident and can easily be recorded. Learning by the students, which is the main objective of medical education, is only recognizable through the degree of its success. It is assumed that working in the conditions of a teaching ward and under the guidance of teachers plays an important role in building up the cognitive structures needed to diagnose and treat patients. Therefore, the history of medical education will be analyzed from this point of view.

The case method is characterized by the performance of medical tasks on assigned patients with increasing responsibility to the student and under the systematic supervision of clinical teachers who are actively engaged in research. The foundation for clinical work and basic medical knowledge is thus acquired in the context of real tasks. For this study it became necessary to outline the components of the case method, and also define its dimensions, as used over more than two centuries.

The roots of the case method in North America can be traced to the English clerkship and the education of law students at Harvard University around 1900, although the case method was used as early as 1720 in Europe. Its evolution through the following centuries in the leading European teaching centers can be demonstrated. A rudimentary but germinal format of the case method was first employed around 1710 to educate an elite body of medical students in Leyden. Its spread and evolution can be traced sequentially to Vienna, France, and Berlin. It was introduced into medical education simultaneously in Montpellier, Paris and Berlin in 1795. For the first time in Paris students became progressively integrated into their professors' bedside work and research. As medical research developed at the end of the 19th century, laboratory work was preferred and students followed their professors. This occurred originally in Germany.

After Leyden and Vienna, Paris became the leading world center of medical science between 1810 and 1850, followed by Berlin from 1850-1910. Since 1920 North America has been ranked first; medical students of the best medical schools of the USA are educated by means of the case method. Ackerknecht showed that the most important scientists in Paris were also educated with the case method, while this paper shows that the same was true for Berlin during its blossoming.

When the demand for physicians surpassed the teaching capacity in all large centers of medicine, quality of learning had to be sacrificed to meet the demand for teaching. This dichotomy between quality and quantity has not yet been solved by any country. In all systems only some of the medical students benefited by the case method: they were selected unsystematically at the bedside in the early years. Around 1800 selection based on student performance was introduced. In the present American system an achievement-oriented selection is carried out on applicants before their entry into medical school, enabling all students to learn by the case method. The politically defined goal of providing a sufficient number of physicians for the American population has not yet been met by the American medical schools. Currently in the Federal Republic of Germany the case method in any format is not a mandatory part of teaching until the licensed physician starts training for a medical specialty.

Systems of medical education can be classified according to the relationship between the teaching and learning of theory and practice. In contrast to the case method other methods, in which activities are performed mainly by the teaching staff, try to transfer knowledge and the ability to think and act as a physician by demonstrating simulated doctor-patient encounters, either in the amphitheater or at the bedside, or by simply presenting abstract knowledge dogmatically. In these schools, teaching of principles often precedes their application. As the amount of basic knowledge that has to be mastered has increased over the centuries of existence of these schools, the separation of the two phases now amounts to several years. In a third group of teaching methods, the necessity to combine theory and practice is acknowledged. A separation of theory and practice in space and time prevents the integration of concepts and practical work. The same problem occurs when theory is taught in conjunction with practice but without active participation of the students.

Theorie und Praxis in der Ausbildung

Das erneute Versagen des praktischen Jahrs und die zunehmenden staatlichen Eingriffe in die Ausbildung der Ärzte in Deutschland haben das Medizinstudium in das Blickfeld nicht nur der Ärzteschaft, sondern auch einer breiten Öffentlichkeit gebracht. Die politisch begründeten Entscheidungen über die erneute Verlängerung der an das Studium angehängten Praxisphase und über die Bestehensquoten bei den ärztlichen Prüfungen haben nicht zur Versachlichung der Diskussion beigetragen.

Der Begriff des „Praktischen" wird seit jeher mehr vom Inhalt als von der Methode bestimmt. Theorie und Praxis werden als getrennte Welten, ja als Gegensätze angesehen (Rein 1899). In der Medizin wurde begrifflich die Heilkunde von der Heilkunst getrennt (Choulant 1829). Die *Heilkunde* enthält die allgemeinen Regeln für das Geschäft des Arztes und ist so eine Wissenschaft. Die *Heilkunst* stellt die Anwendung der Kenntnisse und Regeln auf das Handeln dar und kann nur durch Beispiel, Vorbildung und Übung gelernt werden (Choulant 1829, S. 4). Der Unterricht in der Heilkunst, der nur praktisch am Krankenbett erteilt werden kann, wird *Klinik* genannt und lehrt die Behandlung der Krankheiten am Individuum. Die Klinik stellt den Übergang aus dem akademischen in das praktische Leben dar (Choulant 1829, S. 64). Die praktischen Studien sollten nicht ohne die erforderlichen theoretischen Kenntnisse begonnen werden (Kletke 1874).

Zur Zeit der Einführung des klinischen Unterrichts in die Universitäten, die auch in Deutschland nach 1800 erfolgte, herrschte die Ansicht, daß der bis hierher theoretisch gebildete Arzt unter Aufsicht eines erfahrenen Lehrers selbst Kranke zu behandeln unternimmt und dabei von seinem gewählten Verfahren Rechenschaft ablegt. Es ist aber Tradition, daß auch solche Vorlesungen als „praktisches Kolleg" oder als „theoretische Ausbildung" bezeichnet werden, bei denen der Hochschullehrer über die Praxis berichtet, ohne daß ein Patient anwesend ist oder ohne daß er in seinen wesentlichen Einzelheiten von der Masse der Studenten wahrnehmbar ist. Weder die für eine Erziehung erforderlichen praktischen Handlungen, noch in Gedanken vorgenommene geistige Operationen sind dem Studenten bei diesen Lehrveranstaltungen möglich. Dabei ist das Beherrschen der Methode der Untersuchung und Behandlung von Kranken auf wissenschaftlicher Grundlage das wichtigste Ziel der Ausbildung zum Arzt.

Das *Lehren,* das zudem fast nur noch mit dem Abhalten von Vorlesungen gleichgesetzt wird, ist leichter zu beschreiben, zu erfassen und zu reglementieren als das sich der Beobachtung entziehende *Lernen.* Der Lernerfolg bei der Ausbildung zum Arzt ist erst nachweisbar, wenn der Arzt selbstverantwortlich sein Können bei der Betreuung von Patienten unter Beweis stellt. Es ist zu untersuchen, ob, wo und wann dieser Nachweis jemals von der Universität, die für die Ausbildung verantwortlich war, erbracht worden ist, oder ob Lehren, Lernen und Prüfen des ärztlichen Könnens am Patienten grundsätzlich voneinander getrennt sein müssen.

Abstrakte Demonstrationen werden in der Medizin als theoretische Ausbildung bezeichnet, ohne daß methodisch die Voraussetzungen geschaffen werden, unter denen die Studenten lernen, ihr praktisches Handeln theoretisch zu begründen. Beim Studium der Naturwissenschaften, etwa der theoretischen Physik, geht man im Gegensatz dazu davon aus, daß die Theorie nur im Handeln erworben und „begriffen" wird (Kuhn 1976). „Physik könne man nur lernen, indem man sie ausübe" war der Rat Heisenbergs an den jungen C. F. von Weizsäcker (v. Weizsäcker 1977, S. 556).

Die deutsche Medizin folgt dem Grundsatz der Pädagogik Herbarths: „Im Handeln lernt die Kunst nur der, welcher vorher im Denken die Wissenschaft gelernt, sie sich zu eigen gemacht ... hat" (Rein 1899). Dies führte zu einer Abwertung der praktischen Ausbildung, als deren Ziel reflektorisches Handeln ohne tiefes Verständnis angesehen wird. Es sind für die Ausbildung verschiedene Aspekte des Handelns und seiner Beziehung zur Theorie zu unterscheiden:
1) Handeln ohne umfassendes Verständnis seiner theoretischen Grundlagen,
2) Handeln zur Anwendung der vorher gelernten Theorie,
3) Handeln, verbunden mit dem Erwerben seiner theoretischen Grundlagen.

Die Trennung der beiden ersten Aspekte der Praxis im Medizinstudium hat Elsässer 1849 im Rahmen der damaligen Diskussion über die Reform des Medizinalwesens in Württemberg ausgedrückt (Elsässer 1849, S. 111):

Die exakte Richtung, welche die neuere Medizin charakterisiert, kann nicht verfehlen, auch dem Studienwesen mancherlei Reformen aufzudrängen. Im schriftstellerischen Gebiet hat fast nur die Tatsache Geltung, während Theorie und Hypothese bloß als untergeordnetes Kontingent zum Aufbau der Wissenschaft Zutritt findet. Konsequenterweise muß im Gebiet des Lernens mehr als früher der sinnlichen Wahrnehmung, dem selbständigen materiellen Forschen, der praktischen Übung Rechnung getragen werden.
Diese Richtung ist nicht zu verwechseln mit jenem Streben, das nur die unmittelbaren Bedürfnisse des Arztes am Krankenbett vor Augen hat, mit jener einseitigen Betreibung der sogenannten Brotfächer.

Diese Aussage stammt aus der Zeit, in der die in Frankreich und Wien entwickelten Methoden der physikalischen Untersuchung nach den Studienreisen von Wunderlich nach Paris und Wien auch in seiner Heimat eingeführt wurden (Wunderlich 1974). Gegenüber den damals noch vorherrschenden naturphilosophischen Theorien gewannen die bei der Krankenuntersuchung erhobenen Befunde an Bedeutung.

In den englischsprachigen Ländern wurde noch bis zum Ende des 19. Jahrhunderts die Ausbildung der Ärzte nach Art einer handwerksmäßigen Lehre betrieben. Die um die Jahrhundertwende entwickelte Reformpädagogik hat das praktische Handeln der Lerner als Voraussetzung für den Erwerb theoretischer Kenntnisse begründet. Die Verbindung dieser beiden Prinzipien hat dazu geführt, daß eine Mitarbeit der Studenten bei der Krankenversorgung in den Mittelpunkt der Ausbildung zum Arzt gestellt wird. Diese Art der Ausbildung wird als *Fallmethode* bezeichnet. Ihre allgemeine und möglichst frühzeitige Einführung in das Medizinstudium bei einer Verringerung der didaktischen Unterweisungen ist das Ziel der in den USA seit 1981 eingeleiteten Änderungen des Medizinstudiums. Diese Entwicklung hat jetzt weite Teile der Welt erfaßt. Die Darstellung der Fallmethode ist der Schwerpunkt der folgenden Untersuchungen. Weitere Teile der Praxisphase sind

Laborkurse, auf die im Rahmen des Beitrags der deutschen Medizin zur ärztlichen Ausbildung einzugehen sein wird. In dieser Arbeit sollen die für das *Lernen* wichtigen *Tätigkeiten der Studenten* im Mittelpunkt der Betrachtungen stehen und die Aufgaben der *Lehrer in der Anleitung und Überprüfung* der Aktivitäten der *Studenten* besondere Beachtung finden.

Die Fallmethode in der universitären Ausbildung zum Arzt

Die Fallmethode ist in den USA zum allgemeinen Ausbildungsprinzip geworden (Association of American Medical Colleges, AAMC 1982). In Deutschland ist sie unbekannt oder wird nicht beherrscht. In der Weiterbildung zum Facharzt wird sie in Deutschland benutzt, ohne daß die Ausbilder sich dessen bewußt sind. Es bleibt daher dem Zufall überlassen, welche der später darzustellenden Komponenten der Fallmethode bei der ärztlichen Weiterbildung eingesetzt werden. Der Erfolg der Weiterbildung beruht darauf, daß der Arzt sich bei der verantwortlichen Betreuung einzelner Patienten allgemeingültige Regeln erarbeitet. Nur in Form dieser Abstraktion kann die am Einzelfall gewonnene Erfahrung in neuen Situationen angewendet werden. Notwendig ist allerdings das Einbringen von Wissen in den Prozeß der Entscheidungsfindung. Die während der 6 Jahre zurückliegenden universitären Ausbildung zu lernenden Grundlagen sind bei Beginn dieser für die ärztliche Tätigkeit wohl wichtigsten Lernphase zum größten Teil überholt oder erweitert. Nur beim verpflichtenden und verantwortungsvollen Lösen konkreter Aufgaben wird Wissen so in die geistige Strukturen integriert, daß es „im Hirn haftet" und für die Anwendung in der Zukunft verfügbar ist (Billroth 1876, S. 68).

Eine Besprechung der Fallmethode kann unter

1. historischen,
2. lerntheoretischen und
3. empirischen Gesichtspunkten erfolgen.

Die folgenden Ausführungen sollen besonders die *geschichtliche Entwicklung* umreißen. Dabei soll versucht werden, Zusammenhänge und Übertragungen zwischen den verschiedenen Zentren aufzuzeigen, die zur gegebenen Zeit die wissenschaftliche Führung in der Medizin der Welt übernommen hatten. Lerntheoretische Untersuchungen besonders mit vergleichender Bewertung der Erfolge würden diesen Rahmen überschreiten. Infolge der komplexen Bedingungen des Lernens und der Schwierigkeit der Messung und Bewertung des Lernerfolgs besonders in der klinischen Medizin sind aufwendige Studien erforderlich. Sie liegen eher aus der ärztlichen Fortbildung als aus dem Grundstudium der Medizinstudenten vor (Chambers et al. 1983; Haynes et al. 1984). Es wird nötig sein, lerntheoretische Bezüge und Begründungen, soweit es sie gab, aufzuzeigen sowie einzelne Bewertungen einzubeziehen.

Für eine *wirksame ärztliche Fortbildung* hat sich die Anwendung der Fallmethode als unverzichtbar erwiesen. Eine Beeinflussung der ärztlichen Berufstätigkeit ist nur dann zu erreichen, wenn neues Wissen bei oder unmittelbar nach der Vermittlung zur Bearbeitung typischer Fälle eingesetzt wird (Stein 1981). Besser ist es, wenn eine Fortbildungsveranstaltung mit der Bearbeitung von Fallaufgaben eingeleitet wird und die lernenden Ärzte sich die zur Lösung erforderlichen theoretischen und praktischen Grundlagen selbst erarbeiten, wobei Experten erst gegen Ende der Arbeit zugezogen werden (van der Feen 1983). Naunyn schrieb 1910, daß für die praktische Medizin die Kasuistik und deren therapeutische Anregungen unentbehrlich seien (Naunyn 1925, S. 473).

Auch die in den *Naturwissenschaften* geübte Ausbildung durch Forschung ist eine besondere Anwendungsform der Fallmethode (Kuhn 1976). Virchow hatte 1848 gefordert: „Der praktische Arzt soll jedem einzelnen Krankheitsfall gegenüber Naturforscher sein, jeder junge Arzt, wenn er die Universität verläßt, muß selbst als Naturforscher auftreten können". Jeder angehende Arzt müsse mit den Methoden der Wissenschaft an das Beobachtungsmaterial der Praxis herantreten können (Virchow 1848). Noch mehr auf den Einzelfall bezogen hat Billroth darauf hingewiesen, daß die Betreuung eines Patienten mit einer individuellen und zunächst unbekannten Gesundheitsstörung nach denselben methodischen Regeln abläuft wie ein wissenschaftlicher Versuch (Billroth 1876, S. 74).

Die Entwicklung der Fallmethode im gegenwärtigen Ausbildungssystem von Nordamerika

Die gegenwärtige Benutzung der Fallmethode in den USA geht auf *Cannon* zurück (Cannon 1968). Sein Vortrag vom 5.3.1900 wurde positiv aufgenommen (Cannon 1900a; Eliot 1900). Cannon hatte die Idee der Fallstudien von seinem Zimmergenossen H. A. Bigelow, dem späteren Dekan der Rechtsschule von Chicago, übernommen. Dieser studierte Rechtswissenschaft und bearbeitete mit großer Freude eifrig die ihm als Hausarbeit aufgegebenen Fälle, während der Mediziner sich mit der „öden und lähmenden" Nacharbeit der 6stündigen Vorlesungen abmühen mußte. In der Geschichte der Harvard Medical School von Harrington aus dem Jahre 1905 wird bereits auf die Bedeutung der Arbeit von Cannon zur „case method" für das Lehren der Medizin verwiesen (Harrington u. Mumford 1905).

In der Fakultätsgeschichte von Beecher und Altschule wird die Entwicklung der Fallmethode mit ausführlichem Bezug auf die Literatur beschrieben (Beecher u. Altschule 1977). Nach diesen Autoren und nach einer Veröffentlichung von 1905 kann die Fallmethode in Harvard auch schon vor dem Oktober 1909 verwendet worden sein, als *Abraham Flexner* Harvard zur Vorbereitung seines berühmten Berichts besuchte (Cabot u. Locke 1905; A. Flexner 1910). Bei der Beschreibung der Ausbildung in Harvard erwähnt Flexner die Fallmethode nicht. Im allgemeinen Teil führt er die „case method" als eine „Entwicklung idealer Leute von Harvard" an (S. 99) und betont ihren pädagogischen Wert. Da Flexner seine Kriterien über die Qualität der ärztlichen Ausbildung am Modell des deutschen Studiums entwikkelt hat, ist es verständlich, daß er zu dieser Zeit die Fallmethode noch nicht in seine Überlegungen einbezogen hatte. Der Rückstand der USA gegenüber Deutschland wird in Harvard noch 1905 mit dem Mangel einer „university clinic" begründet, wobei nicht sicher ist, ob damit die „amphitheatre clinic" gemeint ist, die neben „didactic lectures" als wichtige Instruktionsmethode angeführt wird, oder die Gemeinsamkeit von Universität und Krankenhaus.

Die Klinik

Eine Erklärung ergibt der frühere Gebrauch des Begriffes „Klinik", der sich bis zur 1. Hälfte dieses Jahrhunderts im besonderen auf die Lehrveranstaltung bezog. Nach dem von van Swieten aus Leiden in Wien eingeführten Modell hat ein für den Universitätsunterricht benutztes Krankenhaus außer „klinischen" auch „nichtklinische" Bettenabteilungen, aus denen der Lehrstuhlinhaber die für seinen Unterricht benötigten Patienten auf seine Stationen übernehmen konnte. Im Allgemeinen Krankenhaus in Wien, in dessen Betten jährlich etwa 15000 Patienten aufgenommen wurden, hatte die medizinische Klinik oder „Schola practica" anfangs 12 Betten. Diese Zahl wurde 1796 unter Johann Peter Frank (1795–1804) auf 24 erhöht.

Daneben gab es später noch je eine chirurgische, geburtshilfliche und ophthalmologische Klinik. Schon in der ersten Medizinschule von Paris nach der französischen Revolution waren „clinique externe" und „clinique interne" die chirurgische bzw. medizinische Vorlesung. Zur Zeit von Naunyn hatte im Jahre 1871 das alte Inselspital in Bern je eine klinische und eine nichtklinische Abteilung für innere Medizin und Chirurgie, und auch aus seiner Zeit in Straßburg (1888–1904) erwähnt er den Unterschied der Aufgaben und Belastungen zwischen den klinischen und den nichtklinischen Bettenabteilungen (Naunyn 1925). In Bern nahmen sich die Kliniker von den eingegangenen Kranken, was sie wünschten. Im heutigen englischen Sprachgebrauch bedeutet „clinic" eine ambulante Spezialsprechstunde, etwa für Patienten mit endokrinologischen Erkrankungen: „endocrine clinic".

Die Zeit vor 1914 in Nordamerika und England

Bedeutend für die neuere Entwicklung in Nordamerika war neben der Harvard-Universität die *Johns-Hopkins-Universität in Baltimore.* Sie gilt als erste moderne wissenschaftliche Einrichtung in Nordamerika und wurde überwiegend nach deutschem Vorbild gestaltet. Aus England hatte sie jedoch als erste nordamerikanische Universität weitere Einrichtungen übernommen, die als unverzichtbare Teile der Wissenschaft gelten, wie z. B. einen von der Universität betriebenen Verlag: Johns Hopkins University Press wurde 1878 gegründet (Goellner 1978). Besondere Bedeutung erlangte die 1893 eröffnete Medizinschule der Johns Hopkins Universität, an der William *Osler* als führender Kliniker und der in Deutschland geprägte Welch als Pathologe tätig waren.

Osler, der 1901 über die Ausbildung an der Johns Hopkins University School of Medicine berichtet, sagt, daß die natürliche Lehre für die Studenten mit den Studien von Patienten beginnt und endet (Osler 1901). Die einführenden Beobachtungsklassen für 75 Teilnehmer, von denen 3–4 Patienten zu untersuchen waren, können noch nicht als Fallmethode in engerem Sinn verstanden werden, erst die später in der Ausbildung folgende wöchentliche Fallbesprechung des Professors mit seinen „clerks".

Ein Student, der während des ganzen Studienjahrs auf den Stationen der Universitätskliniken mitarbeitet, wird als „clerk" nach englischem Vorbild (auf chirurgischen Stationen als „dresser") bezeichnet. In den Medizinschulen von *London* bestand die Ausbildung seit Jahrhunderten in einer *Lehre,* die der angehende Mediziner bei einem „Lehrmeister", der in Nordamerika jetzt als Präzeptor bezeichnet wird, ableistet. Regelmäßige Vorlesungen gab es in London erstmals 1786. Eine wesentliche Verbesserung der Ausbildung in London erfolgte nach dem Ende der Herrschaft Napoleons, als die Ärzte, die in Paris ihre Ausbildung oder wenigstens den letzten Teil ihrer Ausbildung erhalten hatten, von dort Neuerungen mitgebracht hatten. Das war einmal die Fallmethode für die Ausbildung und dann die Entwicklung der klinischen Medizin mit großen Fortschritten für Wissenschaft und Praxis (Poynter 1970, S. 241). Eine „Verwissenschaftlichung" der Ausbildung nach deutschem Vorbild erfolgte in London erst zur Zeit des 1. Weltkriegs durch Vermittlung des Amerikaners *Abraham Flexner.* Auf ihn wird später noch einzugehen sein.

Die ersten „clerks" in den USA wurden 1896 an der Medizinschule der Johns-

Hopkins-Universität in Baltimore MD tätig. In Deutschland waren zu dieser Zeit studentische Hilfskräfte oder eine Praxistätigkeit während der Ausbildung nicht üblich. So berichtet Nauck aus Freiburg, daß dort nur vorübergehend zwischen 1878 und 1909 jeweils 1 Student als Protokollant in der Pathologie und an der medizinischen Poliklinik angestellt war und danach diese Tätigkeit nicht unerheblich zurückging (Nauck 1955). Eine Ausnahme bildeten die studentischen Unterärzte der militärärztlichen Bildungsanstalten in Berlin, die v. Ziemssen an den Universitäten in Erlangen und später in München eingeführt hat. Auf sie muß später eingegangen werden (s. S. 40). Die 1765 bei der Übernahme des klinischen Unterrichts aus Leiden und Edinburgh in *Philadelphia* für die Prüfung zum Bakkalaureat geforderte Lehre bei einem praktizierenden Arzt verlor zunehmend an Bedeutung und war in Nordamerika um 1840 völlig zusammengebrochen, in Harvard hat sie sich noch bis 1871 gehalten.

Der *klinischen Vorlesung,* wie sie im deutschen Sprachgebiet erst gegen das Ende des 19. Jahrhunderts üblich geworden war (Zwangskollegien wurden in Wien im Jahre 1872 eingeführt), maß auch Osler immer noch großen Wert zu („general clinic in the amphitheatre"), obwohl er aus eigener Erfahrung gelernt hatte, daß Vorlesungen und Demonstrationen kein in der Praxis anwendbares Wissen vermitteln. Aus den Berichten über die Lehrtätigkeit von Osler im Jahre 1900 ist bekannt, daß er selbst keine „didaktischen Vorlesungen" gehalten hat (Christian 1949). In der „clinic in the amphitheatre" wurden die von den „clerks" des 4. Studienjahrs betreuten Patienten mit akuten Erkrankungen vorgestellt. In den folgenden Wochen wurde systematisch über den Verlauf bis hin zum Sektionsbefund berichtet. Bei seiner Anhörung durch die königliche Kommission für die Reform des Studiums an der Universität von London betonte Osler im Juli 1911, daß die Medizinstudenten den größten Teil ihrer Zeit auf die Betreuung von Patienten verwenden und aus der täglichen Arbeit das Diagnostizieren und die Betreuung von Patienten lernen sollten (Osler 1911). Es sei höchste Zeit, die entsetzliche Zeitverschwendung der Studenten zu beseitigen. Die Lehre sollte ausschließlich praktisch sein, die wenigen systematischen Vorlesungen sollten der Abhandlung seltener Krankheiten dienen (Osler 1911, S. 345).

Es kann später gezeigt werden, daß in die Vorstellungen Oslers von der besten klinischen Ausbildung möglicherweise die Institution des studentischen Unterarztes eingegangen ist. Diese hatte v. Ziemssen 1868 in Erlangen geschaffen und 1874 nach München übertragen. Osler hat diese Universitäten im Sommer 1890 besucht (Cushing 1925, S. 330). Eine weitere, wohl wichtigere Rolle spielte seine eigene Ausbildung und Lehrtätigkeit an der McGill Medical School in Montreal. Während seiner klinischen Ausbildung war er in den Jahren 1870 und 1871 „clerk" und „dresser" am Montreal General Hospital. Eine von ihm als Student vorgetragene Fallvorstellung wurde 1871 seine 1. wissenschaftliche Publikation in einer medizinischen Fachzeitschrift (Cushing 1925, S. 70). Im übrigen entsprach die Ausbildungsmethode Oslers, wie sie Christian in seinem Erfahrungsbericht über das Jahr 1900 schildert, der Ausbildung eines Teils der französischen Medizinstudenten um das Jahr 1815 (Cross 1815).

Der Aufschwung der klinischen Ausbildung in Nordamerika läßt sich an der Einführung der Fallmethode und deren Bedeutung im Vergleich zu den Vorlesungen aufzeigen.

Das deutsche Vorbild

Die Vorlesung kann nach den zeitgenössischen Berichten deutscher und ausländischer Wissenschaftler nicht als charakteristisch für die Ausbildung während des Aufstiegs zur höchsten Entwicklung der deutschen Medizin angesehen werden. Entscheidend war der Wissenserwerb durch eigene Arbeit im Labor. Beispielhaft sei hier *Naunyn* zitiert, der 1910 in seinen Erinnerungen an seine Zeit als Ordinarius in Königsberg (1872–1888) schrieb: „Allmählich kam ich zu der Ansicht, daß für den *klinischen* Unterricht die Vorlesung allein nicht genügt. Es ist durchaus notwendig, daß die Hörer, vor allem der Praktikant des Falles, den vorgestellten Fall genau demonstriert bekommen und daß sie ihn genau untersuchen ... der Professor ... muß mit den Hörern Krankenvisiten auf den Sälen machen" (Naunyn 1925, S. 357). Naunyn machte daher die Anwesenheit der Praktikanten bei seinen Abendvisiten verbindlich, die er 3 mal wöchentlich abhielt und die 2 Stunden oder länger dauerten. Er forderte: „In der klinischen Vorlesung sollen Fälle besprochen, nicht Themata abgehandelt werden". Es sei unerläßlich, daß der Zuhörer Einzelerlebnisse durch Selbststudium und Nachlesen vervollständige und verbinde.

In den USA wurde die Ausbildung dagegen am Ende des 19. Jahrhunderts durch die Vorlesung beherrscht (Welch, zit. nach S. Flexner u. J. T. Flexner 1941). Dabei haben Professoren den Studenten gesetzmäßig feststehendes Wissen eingetrichtert („spoon-feeding"), ohne daß diese Gelegenheit zur eigenen praktischen Tätigkeit gehabt hätten.

Unterricht an der Harvard Medical School im Jahre 1905

Rezitation, d. h. Vortrag von Literaturreferaten und Kleingruppenunterricht sowie Labor waren noch 1905 die weiteren Unterrichtsmethoden in Harvard. Der Kleingruppenunterricht, der 9% der gesamten Zeit beanspruchte, bestand aus Demonstrationen am Krankenbett (Beecher u. Altschule 1977, S. 77). Vom gesamten Unterricht waren weitere 77% theoretische (8%) und klinische (Amphitheatre clinics, 69%) Vorlesungen, in denen die Fallmethode zur Demonstration des ärztlichen Denkens (Reasoning) verwendet wurde (Cabot u. Locke 1905). Praktische Arbeit der Studenten auf den Stationen gab es im Jahr 1905 noch nicht; Cabot forderte, in Zukunft 20% der Ausbildungszeit dafür zu verwenden.

Die Fallseminare werden an der Harvard Medical School in Boston auf Veranlassung von Cabot seit 1915 mitgeschrieben. Aus genauen Untersuchungen werden von Klinikern und Pathologen von den einzelnen Fällen allgemeine Prinzipien abgeleitet. Seit 1923 werden die Aufzeichnungen dieser wöchentlichen klinisch-pathologischen Konferenzen im heutigen New England Journal of Medicine veröffentlicht und auf der ganzen Welt gelesen. Sie gelten als die besten Fallbeschreibungen und dienen als Prüfstein für die Anwendung von Expertensystemen in der klinischen Medizin.

Beschreibung, Verbreitung und Begründung der Fallmethode

Die Fallmethode muß sich nach dem Vorschlag von Cannon im Jahre 1900 und von Osler im Jahre 1901 rasch im Osten der USA ausgebreitet haben (Cannon 1900a; Cannon 1900b; Osler 1901). Friedrich Müller schildert dies in seinem Reisebericht von 1907 sehr anschaulich (Müller 1907). Er schreibt: „Im klinischen Unterricht in Amerika treten die Demonstrationen und Vorträge im klinischen Hörsaal hinter den praktischen Übungen auf den Abteilungen zurück. Jedem Studierenden werden einige Patienten übergeben, die er nach allen Richtungen zu untersuchen hat. Die Studierenden haben eingehende Krankengeschichten zu führen und erscheinen bei der Visite ihres Lehrers mit dicken Krankengeschichtsbündeln unter dem Arm. Die Überwachung und Anleitung der Studierenden auf der Krankenabteilung erfordert natürlich zahlreiche Lehrkräfte" (Müller 1907, S. 2430). Sein Bericht über die Laborkurse soll später dargestellt werden.

Was ist die Fallmethode?

Die Fallmethode ist keine einheitliche Form des Unterrichts, wie schon die bisher angeführten Beispiele zeigen. Sie hat in ihren verschiedenen Ausprägungen, die noch besprochen werden sollen, zahlreiche *Komponenten,* die in verschiedenen *Dimensionen* liegen und die unterschiedliche Wurzeln haben. Gemeinsam ist allen, daß im *Mittelpunkt* der Ausbildung konkrete *Fälle* stehen, seien es Patienten für die Ausbildung zum Arzt, oder natürliche oder juristische Personen, um die ein Rechtsstreit geht, in der Rechtswissenschaft. Da das englische Recht sich an früheren Entscheidungen bei einzelnen *aufgezeichneten Präzedenzfällen* orientiert, ist deren Bearbeiten die beste Vorbereitung allen Handelns. Diese Form der Fallmethode war auch das Vorbild für ihre Einführung durch Cannon an der Harvard Medical School.

Die bis ins Mittelalter zurückgehende Lehre der Chirurgen beruht auf der Mitarbeit der Lehrlinge bei der Betreuung der Patienten und war in England auch wesentlicher Bestandteil der Ausbildung der Ärzte an den Medizinschulen von London. Der Bezug der Fallmethode auf die englische Lehre der Clerks oder Dressers zeigt die beiden Endpunkte dieser *1. Dimension.* Sie erstreckt sich von der *Realität des Patienten* bis zur *abstrakten Darstellung* des Objekts. Letztere besteht neuerdings sogar in der Form mathematischer Formeln zur Simulation pathophysiologischen Geschehens.

Eine *2. Dimension* ist die *Eigentätigkeit des Lerners* bei der Erstellung der in die Ausbildung einbezogenen Fallberichte, wobei wieder die Dimension „Realität des Falles – abstrakte Daten" zu berücksichtigen ist.

Eine zusätzliche systematische *Wissensvermittlung* wurde in England in die nichtuniversitäre Ausbildung der Ärzte und Chirurgen erst gegen 1800 eingeführt. Eine weitere, *3. Dimension* ist somit, ob, wann und in welcher Form die Beziehung zu systematischem *Wissen* hergestellt wird. Wichtig ist weiter, daß die Rückmeldung an den Lerner als Beurteilung seiner Leistung in festgelegter Form erfolgt. Besteht die Ausbildung in einer Mitarbeit an der Betreuung von Patienten unter der Verantwortung eines Lehrers, ergibt sich leichter, jedoch keinesfalls automatisch, eine Gelegenheit zur *Bewertung* der Leistung des Lernenden und einer daraus abgeleiteten *Rückmeldung*. Da beide unabhängig von den bisher angeführten Komponenten sind, stellen sie eine *4. Dimension* der Fallmethode dar.

Die aufgeführten Dimensionen und ihre Ausprägungen sind für die weiteren Darstellungen der Fallmethode in ihrer geschichtlichen Entwicklung zu beachten, sie werden danach zusammenfassend dargestellt (s. S. 65).

Theoretische Begründung der Fallmethode in der Reformpädagogik

Die Fallmethode wurde in den USA später lerntheoretisch durch den Pädagogen *Abraham Flexner* unterstützt, der sich im ersten Drittel dieses Jahrhunderts vor allem an der *Reformpädagogik* orientierte und der zur wichtigsten Person für die Reform der medizinischen Wissenschaft in Nordamerika wurde. Unter den amerikanischen Erziehungswissenschaftlern bezog er sich besonders auf *John Dewey,* während er den Behaviorismus ablehnte (Flexner 1912, S. 168–172, Flexner 1930, S. 96). Der im Rahmen der Reformpädagogik in Deutschland von *Kerschensteiner* geprägte Begriff der *Arbeitsschule* wird durch die Empfehlungen von A. Flexner für eine Ausbildung durch „doing real tasks" (Bearbeiten von realen Aufgaben) charakterisiert (Flexner 1923). Dies wird auch heute noch in den USA entsprechend ausgedrückt (Barzansky et al. 1984):

„Clinical education is education based on *doing,* in a very real and immediate sense" (Die klinische Ausbildung beruht auf wirklichem und unmittelbarem *Handeln*).

Unter der wissenschaftlichen, politischen und administrativen Führung von *Kerschensteiner* wurde das Prinzip der Arbeitsschule nicht nur für die gymnasiale Erziehung vorgeschlagen, sondern zur gesetzlich verankerten Grundlage der *deutschen Berufsschule* gemacht (Kerschensteiner 1914). Ihren Wert erläutert Kerschensteiner am Beispiel des Verständnisses des „Problemlösens", an dem *Dewey,* mit dem er in Verbindung stand, wesentlichen Anteil hatte. Das erste bedeutende Ergebnis aus der von Dewey an der Universität von Chicago eingerichteten Versuchsschule war 1899 erschienen *(The School and Society).* Pädagogisches Ziel von Dewey war die Mündigkeit des Zöglings, der zur Selbstbestimmung fähig ist (Bohnsack 1979). A. Flexner übertrug die Prinzipien der Pädagogik und Unterichtsmethodik von Dewey in die Medizin. Als Methode diente, wie in der Reformpädagogik üblich, besonders die Projektarbeit, bei der die *Lerner* von *Objekten der Lehre* zu *Subjekten des Lernens* werden. Das Lösen von echten Problemen wird als strukturierendes Prinzip verwendet. Dadurch soll die Freude am Lernen erhalten bleiben und diese nicht wie im deduktiven Unterricht durch erzwungene Aneignung vorgegebener Erkenntnisse und fertiger Ergebnisse erstickt werden (Bohnsack 1979). Dies entspricht den Überlegungen und der Begründung, mit der Cannon im Jahre 1900 die Einführung der Fallmethode vorgeschlagen hat.

Friedrich (von) Müller hat sich 1927 unter dem Eindruck einer Amerikareise, die er in Verbindung mit seiner Festrede bei der Eröffnung der Medizinschule von Rochester, New York, unternommen hatte, mit den 2 wichtigsten Ausbildungsmethoden auseinandergesetzt (Müller 1927). Er verglich die Wissensvermittlung und die klinischen Demonstrationen im Hörsaal, bei denen die Zuhörer in das ärztliche Denken eingeführt werden, mit dem Prinzip der von Kerschensteiner vertretenen Arbeitsschule. Die Häufigkeit von *Vorlesungen* war, wie er meinte, einerseits durch die große Zuhörerzahl bedingt, andererseits würden die „deutschen Studenten die Vorlesung vor den Übungen bevorzugen, da es bequemer sei, sich rezeptiv zu verhalten, als sich durch eigene mühsame Arbeit zu schulen". Er war aber überzeugt, daß das Prinzip der *Arbeitsschule* in den Seminaren und den praktischen Übungen zur Ausbildung gebracht werden müsse. Das Können des ärztlichen Praktikers könne nicht während der Universität durch enzyklopädischen Vorlesungsbetrieb erworben werden, hierzu müsse eine praktische, also eine aktive Ausbildung das Ziel sein (Müller 1931). Das gelte besonders für die Fortbildung.

Gegenwärtige klinische Ausbildung in Nordamerika

Die Einleitung der ärztlichen Ausbildung mit der Bearbeitung standardisierter
Fälle, etwa im Format der simulierten Patienten oder der „problem box" von
McMaster, im ersten vorklinischen Studienjahr wurde in den 70er Jahren von den
„Reformschulen" oder auch von traditionellen Medizinschulen entwickelt (Ham
1962, Stoddart 1967). Entsprechende Änderungen der Studienpläne wurden seit
Beginn der 80er Jahre auch von vielen traditionellen Universitäten außerhalb von
Nordamerika übernommen (Benbassat u. Schiffmann 1976; Verbeek 1982). An
Medizinschulen, an denen die traditionelle Gliederung der Lehrpläne beibehalten
wurde, wurde in die Ausbildung in den Grundlagenfächern die klinische Anwendung anhand von konkreten Fallbeispielen und von Kontakten mit Patienten schon
im 1. Studienjahr einbezogen (Goldstein 1961).

Ärztliches Denken als Grundlage der Ausbildung

Als theoretische Grundlage dient das neu erarbeitete *Verständnis des ärztlichen
Denkens,* das wahrscheinlich den größten Fortschritt der klinischen Medizin seit
1970 darstellt (Elstein et al. 1978). Es wird dabei unterschieden zwischen der Entscheidungsfindung („decision making"), die stärker auf der Theorie der Informati-
onsverarbeitung beruht, und dem klinischen Problemlösen, das mit einem Verständnis der psychologischen Denkvorgänge verbunden ist. Wichtig ist dabei die
Anleitung der Studenten zu einer *frühen Hypothesenbildung* und zu einer darauf
bezogenen gezielten Gewinnung und Auswertung von Daten über den Patienten
und den Sitz und Prozeß der Krankheit. Dieses Verfahren wurde seit Boerhaave
von allen großen Klinikern beherrscht und den Novizen vermittelt. Klinische Lehrbücher bieten dabei wenig Hilfe und können die Methodik der Hypothesenbildung
nicht erklären.

Kassirer, der zum Verständnis der klinischen Entscheidungsfindung wesentlich
beigetragen hat, betont die Notwendigkeit der Gliederung des Unterrichts am Fall,
entsprechend dem wirklichen Vorgehen bei der Diagnostik (Kassirer 1983). Die
Studenten müssen angehalten werden, den wichtigsten Schritt der Hypothesenbildung sehr früh, schon auf der Basis von minimalen klinischen Angaben durchzuführen, um in einem iterativen Prozeß wiederholend die Phasen der Sammlung und
Bewertung von Daten zu durchlaufen und mit der Bildung und Begründung neuer
Hypothesen zur Diagnose zu kommen.

Durch das *Lösen komplexer Aufgaben,* die in den Naturwissenschaften jede Disziplin für ihre Novizen bereitstellt, entstehen nach *Kuhn* Fertigkeiten, die verbal
nicht zu vermitteln sind und die er mit „tacit knowledge" bezeichnet (Kuhn 1976).
Das Ergebnis dieses Prozesses formuliert er in Anlehnung an Polanyi: Die Regeln

für das Ausführen wissenschaftlicher Arbeiten werden nur durch wissenschaftliches Arbeiten selbst, nicht aber durch das Auswendiglernen der Regeln für das Arbeiten erworben: „Tacit knowledge is learned by doing science rather than by acquiring rules for doing it". In Deutschland wird dieses Prinzip auch von Maier-Leibnitz (1984) vertreten.

Problem-Based Learning

Aus der Einsicht in das Lernen als Bedingung der Lehre und auf der Grundlage neuer theoretischer Erkenntnisse über den Lernprozeß wurden in Nordamerika neue Formen der *Erziehung zum Arzt* entwickelt. Sie wurden an Reformuniversitäten wie der McMaster-Universität in Kanada als „problem-based learning„ erprobt (Barrows u. Tamblyn 1979).

Nachdem dieses Modell sich als erfolgreich erwiesen hat, wird es jetzt in die Lehrpläne auch der Medizinschulen mit traditionellen Lehrplänen in und außerhalb von Nordamerika eingeführt. Das Erwerben von Wissen und von Gesetzmäßigkeiten erfolgt beim individuellen Lösen von Aufgaben („Problemen") aus der ärztlichen Praxis. Als „Problem" wird eine Aufgabe aus der Betreuung von Patienten verstanden, für die der betreffende Bearbeiter keine abrufbereite Lösung vorrätig hat, sondern für die er sich die Lösung nach den Regeln wissenschaftlichen Arbeitens selbst erarbeiten muß. Dieses Prinzip wurde bereits 1848 von Virchow und 1876 von Billroth beschrieben. Typisch für diese Art des induktiven Lernens ist, daß die *Fragestellung dem Wissenserwerb vorangeht* und diesen selbst *steuert.* Damit steht es im Gegensatz zu den deduktiven Unterrichtsformen, bei denen vom Lehrer vorbestimmtes und vorgegebenes Wissen zunächst auswendig gelernt und anschließend an Musterbeispielen zur Anwendung gebracht werden soll.

Dieser Unterschied zwischen der deduktiven und der induktiven Lehrmethode und ihr jeweiliger Wert für die klinische Ausbildung wurden 1898 in Deutschland durch v. Ziemssen und im Jahre 1900 in Boston durch Eliot diskutiert (v. Ziemssen 1898, Eliot 1900). Beide hielten die *induktive Methode* besonders wegen der Analogie zur wissenschaftlichen Methode als besser geeignet für die klinische Erziehung. Darauf wird später noch einzugehen sein.

Das auf der Bearbeitung von Aufgaben aufbauende Lernen („problem-based learning") erfüllt besser die Bedürfnisse für die Entwicklung des selbständigen ärztlichen Denkens („reasoning"), das von der Mustererkennung abzutrennen ist, als andere Unterrichtsformen. Es eignet sich außerdem als gute Methodik für selbständiges lebenslanges Lernen, wie es für die *ärztliche Fortbildung* erforderlich ist. Dabei müssen die Lernziele von jedem Lerner individuell und selbständig aus dem Bedarf der eigenen Praxis ermittelt werden. Jeder Arzt soll dann unter Anpassung an den eigenen Lernstil selbständig neues Wissen und seine Anwendung in der eigenen Praxis erwerben.

Die Lehrpläne der nordamerikanischen Medizinschulen

Nach dem seit Anfang der 80er Jahre üblichen Lehrplan sammeln Studenten der Medizinschulen in Nordamerika oft schon im 1. Studienjahr Erfahrungen in der ärztlichen Betreuung von Patienten. An der Medizinschule der Universität von Missouri in Kansas City ist der Zweck einer 3wöchigen „hospital work experience", alle Studenten mit der Krankenhaustätigkeit bekannt zu machen und sie an der Krankenversorgung teilnehmen zu lassen (Mares u. Epstein 1984). Amerikanische Studenten müssen zwar keinen Krankenpflegedienst ableisten, im allgemeinen aber bewirbt sich kein Student um eine Zulassung zum Medizinstudium ohne Pflegeerfahrung.

Wie bereits einleitend angeführt, werden die Grundlagenfächer meist schon mit Anwendung auf Einzelfälle gelehrt. Die Lehrpläne der 127 Medizinschulen der USA sind in Einzelheiten sehr verschieden voneinander. Der Fakultätenverband veröffentlicht jährlich eine vollständige Übersicht (AAMC Curriculum Directory, AAMC 1985). Für die gesamte 4jährige Ausbildung wird eine Mindestdauer von 130 Wochen gefordert. Für 1985/86 ergibt sich ein Mittelwert von 155 Wochen mit einer Streubreite von 132–192 Wochen. Davon entfallen im Mittel 84 Wochen auf die letzten beiden Studienjahre. Die Summe der Mittelwerte für die Zeit der „clerkships" in den 5 Pflichtfächern (innere Medizin: 12,4; Chirurgie: 10,3; Kinderheilkunde: 7,6; Frauenheilkunde: 6,9; Psychiatrie: 6,4) beträgt 44 Wochen.

Nach der Ausgabe von 1985/86 beträgt im Mittel aller 127 Medizinschulen die Unterrichtsdauer in den beiden ersten Studienjahren 1819 Stunden, entsprechend 2419 Unterrichtsstunden zu 45 Minuten (AAMC 1985). Die Auswertung einer zufällig ausgewählten Stichprobe von 24 Medizinschulen ergibt, daß bei 67% schon im 1. Studienabschnitt Einführungskurse in die klinische Medizin für den Erwerb der Untersuchungstechniken und mit einer Einarbeitung in die Fallanalysen gegeben werden. Ein rein vorklinischer Studienabschnitt existiert somit nur noch bei einem Drittel der amerikanischen Medizinschulen. In keiner der untersuchten Medizinschulen besteht der Einführungskurs nur aus Vorlesungen. Bei 54% sammeln die Studenten schon im 1. Studienjahr eigene praktische Erfahrungen in der Fallanalyse außerhalb der Übungsräume. Die Anzahl der dafür angesetzten Stunden schwankt von 7 bis 650 mit einem Mittelwert von 170 (Standardabweichung SD 201) Stunden. Bei einer mittleren Kursdauer für den Einführungskurs von 347 (SD 404) Stunden in den beiden 1. Studienabschnitten entfallen im Durchschnitt 38,6% (SD 28,5) auf Vorlesungen. Zusammen mit Konferenzen umfaßt der didaktische Teil 61,2% (SD 27,8). Die weiteren 38,8% der Unterrichtszeit bestehen aus übungsmäßigen Untersuchungen von Patienten unter Anleitung und Überprüfungen auf den Krankenstationen. In den Kursbeschreibungen wird oft angegeben, daß der Unterricht nach der Fallmethode durchgeführt wird und mit klinisch-pathologischen Konferenzen verbunden ist.

An der *Stanford University School of Medicine* müssen im 2. Studienjahr in dem 370 Stunden umfassenden klinischen Vorbereitungskurs etwa 360 Fallbearbeitungen durchgeführt werden (Stanford University School of Medicine 1985). Die Fallbeschreibungen sind gedruckt und enthalten meist Übungsteile für besondere Untersuchungen wie EKG, Urinanalyse usw. oder für die ärztliche Entscheidungsfindung. Der Informationsgehalt schwankt zwischen 10 und 250 Minimaleinheiten pro Fall. Die Aufgaben sind teilweise als Hausarbeit zu erledigen, wobei je nach Fortschritt der Bearbeitung zusätzliche Informationen bei der Studienberatung abzuholen sind. Während der 9 Wochen des Kurses werden am Vormittag 180 Stunden Vorlesung gehalten. In den ersten Wochen folgen am Nachmittag Übungen im Untersuchungslabor über 40 Stunden, bei denen auch Simulationspatienten, etwa in der Frauenheilkunde, untersucht werden müssen. Später sind an 4 Nachmittagen in der Woche auf den Stationen der Lehrkrankenhäuser Patienten zu untersuchen. Nach der Bearbeitung von 2 Probefällen sind schriftliche Berichte von 23 Patienten und mündliche Berichte über 7 Fälle zu erstellen. Schließlich sind 2 Fallberichte zur abschließenden Bewertung abzuliefern.

Es kann sein, daß der Student schon im ersten „clerkship" im 2. Studienjahr, auf das er sich nach den vielen im Labor, in der Bibliothek und im Hörsaal verbrachten Stunden freut, jede 3. Nacht zum Bereitschaftsdienst eingeteilt wird. Ein freies Wochenende erhält er dann nach einem Monat. Daraus ergibt sich eine Aufenthaltsdauer im Krankenhaus von 112 Stunden pro Woche. Zusätzlich muß er sich noch als Hausaufgaben die Systematik erarbeiten. Dies stellt gegenüber den Bedingungen, unter denen die Elite der französischen Studenten in den ersten 2 Jahrzehnten des 19. Jahrhunderts ausgebildet wurde, eine Erleichterung dar. Die „éléves internes" in Paris waren praktisch immer im Krankenhaus und haben dort alle Notaufnahmen versorgt, wurden dafür allerdings auch bezahlt. Darauf wird später einzugehen sein.

An allen Medizinschulen müssen die Medizinstudenten im 3. und 4. Studienjahr selbständig die ihnen zugeteilten Patienten in eigener Verantwortung betreuen. Im Verlaufe des 3. Studienjahrs ist der heutige Student in den USA für mindestens 80 Patienten zuständig, spätestens im 4. Jahr soll er täglich wenigstens einen neuen Patienten „aufarbeiten" und vorstellen. Die klinischen Fächer, in denen eine Ausbildung unter Mitarbeit bei der Patientenbetreuung zu erfolgen hat, werden unabhängig von jeder Medizinschule festgelegt. Einbezogen sind jeweils etwa 5–10 Pflichtfächer und 5–10 Wahlfächer. In den zur Wahl stehenden „clerkships" wird auch Mitarbeit in Forschungsprojekten angeboten.

Nach *amerikanischem Gesetz* dürfen medizinische Handlungen nur von lizenzierten Ärzten ausgeführt werden. Die Gesetze der Bundesstaaten enthalten daher Ausnahmeregelungen mit unterschiedlichen Bedingungen, unter denen Medizinstudenten alles ausführen dürfen, was Ärzten gestattet ist. Nach dem Gesetz von Kalifornien etwa gilt das für alle Handlungen der ordnungsgemäß immatrikulierten amerikanischen und ausländischen Studenten im Rahmen der vorgeschriebenen ärztlichen Ausbildung einer zugelassenen Medizinschule. An der Stanford Universität hat vor der Durchführung der Anordnung der zuständige Arzt zumindest telefonisch seine Zustimmung zu geben. In anderen Staaten muß der zuständige Arzt innerhalb von 24 Stunden die Anordnungen der Studenten bestätigen und gegenzeichnen. Damit ist auch die für das Lernen so wichtige Überprüfung der geleisteten Arbeit und eine Rückmeldung an den Lerner gesichert.

Die Studenten müssen die auf neuesten Stand gebrachten theoretischen Grundlagen eines jeden Falles im Eigenstudium erwerben und in die Fallbesprechung einbringen. Kritisiert wurde, daß die Besprechung der Fälle mit den Studenten oft ohne Anwesenheit der Patienten stattfindet und dann zu einer Vorlesung wird, in der die Professoren die Theorie vortragen, die sie beherrschen und die sie dabei für sich organisieren (Linfors u. Neelon 1980).

Die *Bewertung* der Leistungen der Studenten auf den Stationen und in den Ambulanzen der Lehrkrankenhäuser sowie in den Lehrpraxen niedergelassener Ärzte erfolgt in freier oder auch teilstrukturierter Form getrennt für jedes „clerkship". Dabei sind die Qualität der Betreuung der Patienten sowie der Falldarstellungen neben der Bewertung nach akademischen Gesichtspunkten wichtige Kriterien. Für die Bewerbung um Stellen für die Weiterbildung zum Facharzt haben die Zeugnisse aus den Clerkships des betreffenden Faches die größte Bedeutung, wie wiederholte Umfragen und Untersuchungen ergeben haben (Wagoner et al. 1986). Empfehlungsschreiben, Ranglistenplätze aus den Klassen der Medizinschule und die Punktzahlen im schriftlichen Staatsexamen folgen. Von geringerer Bedeutung sind die Noten in den Kursen der theoretischen Fächer sowie Forschungsleistungen.

Die *Vorlesungen* verlieren zunehmend an Bedeutung (Littlemeyer 1984), wie auch die Übersicht über die Einführungskurse gezeigt hat. Cushing hat schon 1924 auf dem Kongreß für medizinische Ausbildung die didaktische Vorlesung als genauso „taboo" erklärt wie die Krinoline (Cushing 1929). Trotzdem beschweren sich amerikanische Studenten in den letzten Jahren mit zunehmender Deutlichkeit wiederholt, daß die Vorlesungen sie umbringen würden: „Students are lectured to death" (Peitzman 1983; Awbrey 1985). Den entscheidenden Schritt hat Harvard mit seinem Neuen Lehrplan (New Pathway) gemacht. Ab Studienjahr 1985/86 wird versuchsweise die Dauer der Vorlesungen auf eine Stunde pro Woche reduziert.

Außerhalb Deutschlands besteht in allen mir bekannten Staaten, auch in Afrika oder Südamerika, die klinische Ausbildung in einer Mitarbeit der Studenten auf den Stationen, wobei unterschiedliche Anteile auf die Anfertigung von Übungsaufgaben oder auf die Patientenbetreuung fallen. Hierzu einige Beispiele: Bei dem 1982 eingeführten Lehrplan der Medizinischen Fakultät von Leiden müssen alle Studenten im 1. *vorklinischen* Studienjahr 30 von einem Computer simulierte Fälle bearbeiten, die nur mit dem Beherrschen der theoretischen Grundlagen aus Anatomie, Physiologie usw. abgeschlossen werden können. An der medizinischen Fakultät der Universität von Valparaiso in Chile müssen die Studenten im 1. klinischen Semester die Vorgeschichte und den Befund von 30 Patienten schriftlich ausarbeiten. Davon sind 10 Krankengeschichten für eine Bewertung durch den Kursleiter abzugeben.

Deutsche Studenten erkennen in zunehmendem Umfang die qualitativen Unterschiede zwischen dem deutschen und englischen Ausbildungssystem. Aus einer zufällig ausgewählten Zahl von 40 Bewerbungen um einen Studienplatz in *England* enthielten 1986 18 Anträge, entsprechend 45%, als Begründung den Wunsch nach *verantwortungsvoller Mitarbeit* bei der in Großbritannien im Rahmen der Ausbildung üblichen Betreuung von Patienten durch Studenten.

Der Begriff *klinische Ausbildung* hat im Ausland die Mitarbeit der Studenten auf den Krankenstationen und in Ambulanzen sowie eine langfristige Auseinandersetzung mit dem Krankheitsverlauf unter eigener Mitarbeit so sehr zum Inhalt und wird als gegeben vorausgesetzt, daß Ausländer deren Fehlen in der deutschen Ausbildung nicht wahrnehmen. Auch die deutsche Vorstellung über die Ausbildung in Form des „bedside teaching" weicht von deren Ausführung im Ausland erheblich ab.

In der Literatur finden sich frühere Beispiele der Unfähigkeit des Erkennens qualitativer Unterschiede in der Ausführung und Ausbildung der Medizin. Billroth schreibt dieses über Wien im 17.und Anfang des 18.Jahrhunderts (Billroth 1876, S. 33). Nach Kilian täuschte sich die medizinische Fakultät von Wien im Jahre 1821 über ihren wahren Zustand, den sie selbst als vollendet betrachtete (Kilian 1828). Englische Kliniker hielten im Jahre 1910 die medizinische Ausbildung in London für die beste der Welt. Angeregt durch die Diskussionen im Rahmen der Reform der Universität von London mußten sie sich mit den Entwicklungen besonders der deutschen wissenschaftlichen Medizin auseinandersetzen und ihre Mängel in der Wissenschaft und in der Organisation und Durchführung der Ausbildung sowie deren Grundlagen erkennen (Flexner 1940). Abraham Flexner gab dazu nicht nur den Anstoß, sondern brachte seine große internationale Erfahrung ein, die er 1912 in seinem Bericht über die medizinische Ausbildung in Europa zusammengefaßt hatte (Flexner 1912). Als Beispiel aus der ärztlichen Praxis werden weiter unten die Schwierigkeiten beim Erkennen des Wertes der 1761 veröffentlichten Erfindung der Perkussion dargestellt werden.

Die Fallmethode in früheren Ausbildungssystemen

Es wäre überraschend, wenn eine solch wichtige Lehrmethode wie die *Fallmethode* nicht früher aufgetaucht wäre. In *Deutschland* gab es schon in der 1. Hälfte des 18. Jahrhunderts und davor das „Collegium casuale practicum" für die Unterweisung in der Anwendung theoretischen Wissens auf die Betreuung von Patienten. Nach Eulner war es – wie auch das Collegium casuale clinicum – die für diese Zeit typische Vorlesung, eine Art Referatstunde, die den Studenten mit „Fällen" aus der Praxis des Lehrers bekannt machen sollte (Eulner 1970). Der Lehrer berichtete mündlich über den Verlauf, die Hörer bekamen den jeweils besprochenen Kranken nicht zu sehen, wenigstens nicht im „Collegium" selbst. Dies wird noch im Sommersemester 1880 aus Tübingen berichtet. Friedrich von Müller schreibt in seiner Autobiographie: „der Vortrag des Lehrers (Jürgensen, Med. Poliklinik) und die Diskussion mit den praktizierenden Medizinern bezog sich nur auf solche Kranke, die der Zuhörer lediglich aus der Erzählung kannte" (v. Müller 1953, S. 35). Es war üblich, daß die Professoren einzelne besonders eifrige Studenten als Helfer für ihre Praxis heranzogen und sie auch zu ihren Patienten mitnahmen, aber für die Gesamtheit der Hörer und für den normalen Unterrichtsbetrieb war das belanglos. Jürgensen in Tübingen war 1880 bei seinen Hausbesuchen von etwa 5–7 Studenten und 1 oder 2 Assistenten begleitet (Müller 1953).

Auch bei den nach Eulner schon vor Boerhaave angezeigten Lehrveranstaltungen unter Bezug auf Fälle (Collegium casuale practicum oder casuale clinicum), z. B. in Halle 1694 von Stahl (1660–1734) und 1695 von Friedrich Hoffmann (1660–1743), ist nicht anzunehmen, daß die Studenten selbst die Krankenberichte ausgearbeitet haben. In dem 1717 aus einer privaten Krankenpflege auf dem Waisenhause hervorgegangenen Collegium clinicum Hallense des Arztes und ab 1729 ordentlichen Professors Johann *Juncker* (1679–1759) hörten die Medizinstudenten das Abfertigen der Patienten mit an. Juncker teilte 1737 mit: "...sollen die Kandidaten durch Abfertigen der Patienten und durch schriftliche Ausarbeitung der medicinischen Casuum geübt werden" (Kaiser 1979).

Nach Eulner (Eulner 1970, S. 187) wird für das Sommersemester 1749 die Veranstaltung als „Exercitia clinico-practica" angekündigt. Sie bestand bis 1786 und ging dann in der neu eingerichteten Universitätsklinik auf. Halle und Leiden waren in der 1. Hälfte des 18. Jahrhunderts die einzigen Universitäten mit geregelter Unterweisung am Patienten und nur in Halle bei Juncker gab es schon Gelegenheit zum „Praktizieren" in der Lehrveranstaltung (Eulner 1970, S. 200). Konkrete und in Einzelheiten gehende Berichte der studentischen Aktivitäten liegen mir z. Z. nicht vor.

Patientenkontakt der Studenten

Die Methoden der ärztlichen Ausbildung an den bedeutenden Universitäten in Europa: Leiden, Edinburgh, Wien und Padua beschreibt Pinel in seinem Aufsatz von 1793 (Pinel 1980). Regulärer Unterricht am Krankenbett durch Universitätsprofessoren wurde in Mitteleuropa erstmals in Leiden und Utrecht seit 1636 erteilt. Diese – Collegium medico-practicum oder auch Exercitien genannte – Veranstaltung hatte unterschiedlichen Erfolg. Berühmt war sie unter Sylvius, der sie von 1658 bis 1672 täglich abhielt und eine große Zahl von Studenten anzog.

Boerhaave hat in *Leiden* von 1714 bis 1738 den der ganzen Welt als Vorbild dienenden demonstrativen Unterricht am Krankenbett zu einer Blüte gebracht. Er konnte dazu die für den Unterricht bereitgestellten 12 Betten des Cäcilienkrankenhauses in Leiden benutzen. Über die Art seines Unterrichtes sind wenig Einzelheiten bekannt. Er hielt in 3 monatlichem Wechsel mit seinem Kollegen Schacht im Krankensaal 2 mal wöchentlich eine 2 stündige Demonstrationsvorlesung (Lindeboom 1968). Dabei stellte er einige der Patienten vor, die er während der Veranstaltung aus den je 6 Betten im Krankensaal auswählte. Für die Diskussion wählte er unter den 80–120 anwesenden Studenten besonders solche mit fortgeschrittenen Kenntnissen aus, die dann von den für die Zuhörer in die Krankensäle eingebauten Galerien herab zum Patienten kamen (von Haller 1958). Von einer darüber hinausgehenden Aktivität der Studenten von Boerhaave ist nichts berichtet. Mehr war von den Studenten auch nicht zu erwarten. Lindeboom schreibt von den Vorgängern von Boerhaave, daß bald nach der Einführung des Unterrichts am Krankenbett in die universitäre Ausbildung der Studenten, die in Leiden und in Utrecht im Jahre 1636 stattgefunden hatte, *Otto van Heurne* die Befragung der Studenten hatte aufgeben müssen, da dies den Studenten nicht gepaßt hatte (Lindeboom 1968, S. 286). Von Ziemssen hielt das Versagen des Versuchs von van Heurne für verständlich, da die induktive Methode des klinischen Unterrichts, die selbständiges Denken erfordere, mit dem didaktischen Charakter der klinischen Demonstrationen unvereinbar sei (v. Ziemssen 1898, S. 13).

In einer nicht auf Manipulationen am Patienten ausgerichteten Medizin, wie sie zur Zeit von Boerhaave von den wissenschaftlich gebildeten Ärzten ausgeübt wurde, kommt der geistigen Aktivität die wesentliche Bedeutung zu. Die Technik eines guten Vortrags fordert außer der Darstellung des Inhalts eine Motivation und v. a. ein Aktivieren der Zuhörer. Dies widerspricht der Unverbindlichkeit einer akademischen Abhandlung, einem Vortragsstil, der besonders an deutschen Universitäten gepflegt wird. Aus den Berichten der Zeitgenossen und Schüler von Boerhaave geht die faszinierende Wirkung seiner klinischen Vorlesungen hervor. Van Swieten hat Boerhaaves Methode im Jahre 1745 bei seiner Berufung als Leibarzt der Kaiserin Maria-Theresia und als Zensor nach Wien übertragen. Von Haller in Göttingen und van Swieten in Wien haben die Vorlesungen lange nach des Meisters Tod herausgegeben und kommentiert. Aus den darin enthaltenen Zitaten kann die Ausstrahlung Boerhaaves nachempfunden werden.

Zwei Fallberichte von Boerhaave

Einen unmittelbaren Eindruck jedoch geben die beiden von Boerhaave selbst veröffentlichten Fälle. Auch der weniger gut mit dem Gebrauch von gesprochenem Latein vertraute heutige Leser kann die Faszination einer Fallvorstellung daraus erfahren. Es liegen verschiedene Übersetzungen vor, die jedoch teilweise die Direktheit der Ansprache Boerhaaves und auch die Interpretation seines induktiven Gedankenganges bei der klinischen Analyse der Fälle vermissen lassen. Beide Krankengeschichten, die 1724 und 1728 erschienen sind, haben mehr den Charakter eines lebendigen klinischen Vortrags als den einer schriftlich ausgearbeiteten und neutral abgefaßten Krankengeschichte. Die beiden Fallbeschreibungen müssen daher nach den Regeln der Evaluierung von Vorträgen und zusätzlich mehr mit dem heutigen Verständnis des ärztlichen Denkens als nur nach den Regeln der klassischen Rhetorik analysiert werden. Auch in der gedruckten Fassung wird der Leser immer wieder direkt angesprochen und zur gedanklichen Mitarbeit angeregt und auch direkt aufgefordert. Ja, an vielen Stellen wird, wie in einem guten Unterricht, der zum Mitarbeiter gewordene Leser unter Anrufung seiner höchsten Kompetenz zum angestrengten Nachdenken und zum Aussprechen seiner Antworten auf die Fragen Boerhaaves aufgefordert: „consideretis!", „dicite!", „pronunciate ... ?"

In fließendem Vortrag ohne Unterbrechung durch eine Strukturierung werden die Vorgeschichte und der Befund beim Eintreffen am Krankenbett eines hochstehenden Patienten, zu dem der Professor vom Hausarzt gerufen wurde, vorgetragen. Es entspricht den heutigen Erkenntnissen über das ärztliche Problemlösen und Denken, wenn Boerhaave dann zuerst nach dem am ehesten betroffenen Organ und dann nach der Art der in Frage kommenden Funktionsstörung fragt (Gale u. Marsden 1982).

Im 1. Fall eines mit einem Vernichtungsschmerz in der Brust akut erkrankten Mannes werden alle in Frage kommenden Teile des Thorax vom Zwerchfell über Herz und Lungen bis zu den Rippen aufgelistet. Dann folgen Fragen nach möglichen Ursachen wie Phlegmone, Tumor und Vergiftung. Als Todesursache fand sich bei der 24 Stunden nach dem Tod von Boerhaave gemeinsam mit dem Hausarzt und unter Anwesenheit von 4 namentlich genannten Personen an Ort und Stelle durchgeführten Sektion eine Zerreißung des Ösophagus. Bei Beginn der Erkrankung hatte der Patient versucht, sich nach einem opulenten Mahl durch wiederholte Einnahme eines Brechmittels Erleichterung zu verschaffen. Der Sektionsbefund wird wieder spannend, jetzt aber mit ständiger Strukturierung vorgetragen (Boerhaave 1724; 1728).

Leiden als Vorbild für Edinburgh

Pinel erwähnt in seiner Preisarbeit von 1793 das „Collegium casuale" von *Edinburgh*. Alle 5 Professoren, die 1726 bei der Gründung der medizinischen Fakultät der Universität von Edinburgh berufen wurden, hatten unter anderen Universitäten auf dem Kontinent Leiden besucht und bei Boerhaave die Klinik gehört (Guthrie 1959). Daher wurde Edinburgh nach dem Vorbild von Leiden eingerichtet. In Edinburgh, wo 1738 die Methoden von Boerhaave zuerst übernommen worden waren, konnten die Professoren in der Royal Infirmary, die insgesamt 200 Patienten aufnehmen konnte, schon ab 1741 32 Betten in den klinischen Krankensälen („teaching wards") mit ausgewählten Fällen belegen. Die beiden Professoren, die sich im vierteljährlichen Turnus in der Betreuung der Patienten ablösten, mußten 2 mal wöchentlich die Fälle in einer besonderen Lehrveranstaltung („leçons de pratique") besprechen. Pinel führt die Regeln an, nach denen in Edinburgh Fälle vorgestellt wurden. In der mir zugänglichen Literatur über Edinburgh finde ich darauf allerdings nur den Hinweis, daß 1748 *John Rutherford* in seiner Einführungsvorlesung angegeben hat, nach welchen Gesichtspunkten er die Vorstellung von Patienten gliedern wird. Diese Gliederungspunkte sind weniger differenziert als die des späteren Collegium casuale von Pinel. Auch ist zu prüfen, ob es sich dabei nicht ausschließlich um den Vortrag des Lehrers gehandelt hat oder ob dabei schon die Studenten die Fälle aufarbeiten und vortragen sollten. Nach der Beschreibung von Underwood handelte es sich um Vorlesungen, in denen Rutherford im Hörsaal die von den Stationen ausgewählten Fälle besser vorstellen konnte, als es bei einer Visite möglich gewesen wäre (Underwood 1977). Vorübergehend hat er die Studenten angehalten, ihm in die Vorlesung am Samstag Patienten mitzubringen, bei denen er eine Diagnose stellte und Medikamente verordnete.

Edinburgh und Boerhaave waren Vorbilder für die erste Medizinschule in Nordamerika, die 1765 an der Universität von Pennsylvania in Philadelphia von 2 in Europa ausgebildeten Ärzten gegründet wurde. Außer den Kursen in Anatomie, Materia medica, Chemie sowie Theorie und Praxis der Heilkunde mußten die Studenten die klinischen Vorlesungen besuchen und sich ein Jahr an der Praxis des Pennsylvania Hospitals beteiligen. Bei der Eröffnung wurden die Studenten ermahnt, ihre Zeit nach dem Vorbild von Boerhaave gleichermaßen auf Studium und Praxis zu verteilen. Vor dem Bakkalaureat der Medizin, das erstmals 1768 an 10 Absolventen verliehen wurde, war eine „ausreichende Lehre" bei einem anerkannten Arzt erforderlich (Corner 1965).

In Kanada erfolgte die 1. Gründung einer Medizinschule im Jahre 1823 ebenfalls nach dem Vorbild von Edinburgh durch 4 Ärzte, die dort ihre Ausbildung erhalten hatten. Aus dieser Medizinschule wurde nach 1829 die Medizinische Fakultät der McGill-Universität in Montreal (Agnew 1970).

Nach Abschluß des Manuskripts ist das Buch von Risse erschienen: *Hospital life in Enlightenment Scotland* (Risse 1986). Darin stellt Risse nicht nur die Krankenversorgung und die Lehre im Königlichen Krankenhaus von Edinburgh (Royal Infirmary) in der 2. Hälfte des 18. Jahrhunderts ausführlich dar, sondern beschreibt und bewertet auch die für das Lernen wichtigen Aktivitäten der Studenten. Außer der zur Pflicht gemachten Anwesenheit bei den klinischen Vorlesungen war es den Studenten möglich, für begrenzte Zeit (1785: 2 Stunden) auf die Stationen zu gehen und aus den dort geführten Krankenbüchern abzuschreiben. Zeitweilig wurden die Fallberichte den Studenten von den seit 1750 angestellten 2 medizinischen „clerks" diktiert. Diese wurden unter den 50–100 für die klinischen Vorlesungen eingeschriebenen Studenten ausgewählt, durften aber für die Dauer der Anstellung nicht mehr die Vorlesungen besuchen. Die Studenten trugen die Krankengeschichten in eigene Bücher ein, die sie als größten wissenschaftlichen Schatz ansahen. Risse konnte die Eintragungen aus 14 Fallbüchern aus den Jahren 1770–1800 analysieren, die im Mittel jeweils 60 Fälle (33–104) enthielten.

Die Studenten waren gehalten, erst dann an den Krankenvisiten teilzunehmen, wenn sie theoretische Kenntnisse erworben hatten. 1783 wurde in den vom Senat verabschiedeten Statuten gefordert, daß die Kandidaten für den Doktor der Medizin schriftlich Fragen über 2 Fälle beantworten müssen. Risse weist darauf hin, daß das passive Beobachten der Patienten ohne eigene Entscheidung und dazu über begrenzte Zeit sowie das Fehlen eigener Verantwortung typische Merkmale der Ausbildung in Edinburgh waren. Das Aufzeichnen der Krankengeschichten mit Verlauf hält Risse für die nächstbeste Erziehungsmethode, wenn keine direkte Mitarbeit der Studenten („hands-on approach") möglich ist (Risse 1986, S. 273).

Die ältere Wiener Schule

Pinel beschreibt die Ausbildung der Medizinstudenten in Wien unter Professor *Maximilian Stoll* (1776–1787). Am Vormittag machte Stoll die große Visite auf den Allgemeinstationen im Wiener Allgemeinen Krankenhaus, wohin 1784 auch die klinische Abteilung verlegt worden war. Die bei der Visite anwesenden Studenten konnten Stoll befragen und erhielten auch klare und genaue Antworten. Nach der allgemeinen Visite folgte man in die klinischen Säle, wo die Studenten selbst die Untersuchungen unter Anleitung des Professors auszuführen hatten. Um eine sorgfältige und genaue Durchführung sicherzustellen, wurden nur die Studenten mit dem größten Wissen ausgewählt, von denen jeder einen Patienten zugeteilt erhielt. Der Student mußte die Vorgeschichte neu aufgenommener Patienten und den Befund erheben sowie die Krankengeschichte schreiben. Um Fehler auszuschließen, wurden letztlich die Verordnungen vom Professor selbst überprüft. Der jedem Krankenbett zugeteilte Student wurde von Stoll über sein Urteil befragt, und die Prognose und die Behandlung wurden diskutiert und notfalls verbessert. Die Gespräche wurden in Latein geführt. Nur die Ansicht des Professors trug der Student in sein Krankenblatt ein. Bei Todesfällen wurden Sektionen zur Klärung der Todesursache durchgeführt. Darüber hinaus wurden besondere Krankheiten oder Fälle, die den Studenten zugeteilt wurden, in einer besonderen Veranstaltung besprochen.

Im Gegensatz zu den früheren Lehrveranstaltungen, bei denen entweder Patienten überhaupt nicht anwesend waren oder bei denen i. allg. das ärztliche Vorgehen nur vom Professor demonstriert wurde, sind eine *Eigentätigkeit der Studenten* in begrenztem Umfang bei der *Betreuung von Patienten* und eine entsprechende *Aufsicht und Korrektur* durch Professor Stoll belegt. Wichtig erscheint, daß zumindest eine Auswahl von Studenten in Wien wohl erstmalig systematisch über längere Zeit hinaus als nur für den Augenblick der Krankenvorstellung bei der Visite zu eigener, aber nicht selbständiger Arbeit angehalten wurde. Es war den Studenten nicht erlaubt, die Behandlung von Kranken zu übernehmen, sie durften jedoch die Kranken im Krankenhaus auch außerhalb der Visite untersuchen. Mit einer Eigentätigkeit der Studenten am Patienten außerhalb der Lehrveranstaltung hat das Modell von Boerhaave eine erste und vom lerntheoretischen Standpunkt aus sehr wertvolle und wesentliche Verbesserung erfahren.

Diese Beschreibung des Unterrichts von Stoll durch Pinel entspricht auch neueren Darstellungen. Die Lehrmethode war durch die 1775 wirksam gewordenen

Fakultätsstatuten und die damit verbundene Studienordnung vorgegeben. Stoll hat sie nach anderen Berichten während seiner Professur 1776-1787 befolgt und zur großen Vollkommenheit entwickelt (Probst 1973, S. 207). Als erster hatte 1754 sein Vorgänger, der auf Veranlassung von van Swieten berufene Holländer de Haen, die Unterrichtsmethode von Boerhaave in Wien repliziert.

Wesentlich ist weiterhin die Einführung des Führens geordneter *Krankengeschichten* durch Stoll. Diese Methode findet sich in den Schriften von Hippokrates. In seinen Büchern über die Volkskrankheiten sind 42 sehr ausführliche Krankengeschichten enthalten (Sticker 1923). Krankenfallbeschreibungen wurden in großer Zahl von Stoll und aus den Wiener Krankenhäusern dieser Zeit veröffentlicht. Im Denken von Stoll überwog die Empirie mit induktiv gewonnenen Gesetzen, trotzdem mußte er vorgegebene theoretische Voraussetzungen übernehmen. Die Leistungen von Maximilian Stoll werden als der Gipfel der älteren Wiener Schule angesehen.

Bei dem Vorrang, den Maximilian Stoll der klinischen Erfahrung einräumte, war es folgerichtig, daß er die Methodik der *Krankenuntersuchung* systematisierte. Bemerkenswert an dem dazu 1790 erschienenen Lehrbuch *De methodo examinandi aegros* ist, daß die Untersuchung der Brust nicht dargestellt wird und die Perkussion nur für die Untersuchung des Abdomens eingesetzt wird, was seit dem klassischen Altertum geübt wurde (zit. nach Probst 1973, S. 185).

Dieses Übergehen der Erfindung der *Perkussion* für die Untersuchung der Brustorgane durch Auenbrugger aus dem Jahre 1761 wurde erst in Paris nach der Französischen Revolution durch *Corvisart* aufgegeben. Bei der Vorbereitung des klinischen Unterrichts, den Corvisart nach seiner Ernennung zum ordentlichen Professor der inneren Medizin am Krankenhaus „Charité" bei der Wiedereröffnung der Medizinschule in Paris im Jahre 1794 intensivieren mußte, studierte er die Arbeiten von Stoll. Eine Übersetzung erschien im Jahre 1797. Der lebhafte Eindruck, den die Beschreibung der Perkussion durch Stoll gemacht hat, veranlaßte ihn, diese Methode aufzugreifen und nach 20 jähriger Praxis im Jahre 1808 zu veröffentlichen (Auenbrugger 1808). Er war überrascht, daß diese Methode weder während seines eigenen Studiums (Lizentiatur und Promotion 1782) noch bei Beginn seiner Lehrtätigkeit im Jahre 1786 bekannt war, während sie sich ihm als fruchtbar zur Differenzierung der Brusterkrankungen erwiesen hatte.

Dieser Nutzen wurde noch von *Hufeland* bestritten, der die Perkussion und Auskultation in seinem 1836-1857 in 10 Auflagen erschienenen Werk *Enchiridion medicum* als „sehr trüglich" bezeichnete: „Aber alle diese hörbaren Zeichen (beim Anklopfen oder durch das Stethoskop) können nur als Hilfszeichen dienen. Sie beweisen nichts, wenn nicht andere Zeichen zugleich vorhanden sind, die ihren Anspruch bestätigen und berichtigen" (Hufeland 1836, S. 42). Hufeland hielt es nach dem Beispiel der chinesischen Ärzte für „möglich, ohne sonst etwas von dem Kranken zu wissen, bloß nach dem Pulse ihn richtig zu beurteilen und zu behandeln, als mit der Kenntnis aller übrigen Zeichen ohne den Puls" (Hufeland 1836, S. 19). In Deutschland wurde die Auskultation schon vor 1826 von Berentz in Berlin und von Nasse in Bonn benutzt (Laennec 1826). Naunyn konnte in Königsberg noch nach 1872 mit seinem 1865 emeritierten Vorgänger keine Fälle besprechen, da dieser die Methode der physikalischen Untersuchung nicht gelernt hatte und noch ganz von der Naturphilosophie beherrscht war (Naunyn 1925, S. 263).

Ein Bericht aus Wien vom Jahre 1818

Nach einem anonymen englischen Reisebericht aus den Jahren 1817/18 wurde die von Stoll eingeführte Ausbildungsmethode in Wien nicht nur beibehalten, sondern noch erweitert (Anonymus 1819). Alle Studenten mußten die in Latein abgefaßten Krankengeschichten mit Verläufen am Krankenbett verlesen und diese bei der Entlassung des Patienten dem Professor *J. V. von Hildenbrand* abliefern. Im Wien von 1818 konnte kein Arzt *promovieren*, der im Halbjahr vor seiner Prüfung nicht wenigstens *2 Patienten* selbst in der Klinik unter der Aufsicht des Professors *behandelt* hatte. Dies war mit der Studienordnung von 1810 eingeführt worden. Der Autor des englischen Reiseberichts nimmt an, daß jeder der 60 Studenten in Wien Gelegenheit gehabt hätte, während seiner 2jährigen klinischen Ausbildung 10 – 12 Patienten selbst zu betreuen. Anstelle der früheren Auswahl der besten Studenten für einen Patientenkontakt war jetzt ein Minimum an *Mitarbeit* während der Ausbildung für alle Studenten *verpflichtend* geworden. Möglich war das Erbringen einer größeren Leistung als der Pflichtleistung.

Dagegen waren die Untersuchungsmethoden im Jahre 1818 gegenüber der Zeit von Stoll noch nicht verändert. Perkussion oder Auskultation werden nicht erwähnt. Gelehrt wurde, was sich bewährt hatte und anerkannt war, Neues wurde selten versucht. Die Professoren hatten sich entsprechend dem kaiserlichen Befehl „ohne Grübeleien" an die gute alte Tradition und an die vorgeschriebenen Lehrbücher zu halten. Es war den Professoren zwar erlaubt, Lehrbücher zu schreiben, diese mußten aber vor der Veröffentlichung der Zensur vorgelegt werden.

Ausführlich werden in dem Bericht die übrigen Einrichtungen, die für die Ausbildung der Medizinstudenten in Wien zur Verfügung standen, beschrieben. Außer der medizinischen Klinik, über die hier bereits berichtet wurde, gehörten die chirurgische, die ophthalmologische sowie die geburtshilfliche Klinik und das Findelhaus zum Allgemeinen Krankenhaus. Studenten, die besonders an Kinderkrankheiten interessiert waren, hatten Zutritt zum Kinderkrankenhaus, das von Dr. Mastalier gegründet worden war und bis zu seinem Tod im Jahre 1793 geleitet wurde. Dort wurden durchschnittlich 500 Kinder monatlich behandelt.

Ganz unter der Direktion des Kriegsministeriums stand die am 7.11.1785 eröffnete *Medizinisch-chirurgische Josephs-Akademie* (Josephinum), die nur der Ausbildung der Militärärzte diente. Für die 2jährige Ausbildung der 200 Studenten standen 1 200 Patienten des nahegelegenen Militärhospitals zur Verfügung. Außer der medizinischen und chirurgischen Klinik gab es eine geburtshilfliche Klinik für Soldatenfrauen mit etwa 70–80 Entbindungen im Jahr. Für den Unterricht in den Grundlagenfächern Chemie und Botanik sowie Anatomie und Physiologie waren 2 Professoren angestellt. Der Autor hebt die reichhaltigen Sammlungen, insbesondere die in Florenz hergestellten Wachsmodelle, hervor.

Die Ausbildungskapazität

In *Wien* hatte seit 1753 der als Klinikum eingerichtete Teil des Bürgerspitals 12 Betten für den Unterricht, in die die Professoren alle ihnen geeignet erscheinenden Patienten aus anderen Krankenhäusern von Wien aufnehmen konnten. Der Anzahl der Patienten in den klinischen Sälen kommt nach Pinel eine besondere Bedeutung zu (Pinel 1980, Teil II, Kap. 10). *Pinel* hält 32 Betten, wie in Edinburgh, für viel zu groß, da ein Arzt nicht mehr als 15-20 Patienten bei einer Visite, ohne zu ermüden, genau beobachten könne. Ein lehrender Arzt („médecin clinique") müsse zudem eine doppelte Aufgabe erfüllen, nämlich die des exakten Beobachtens des Patienten als Arzt und die des fähigen Professors, der die Studenten in der Krankenbeobachtung ausbilden muß (Pinel 1980). Bei einer größeren Anzahl von Patienten würde daher die tägliche Visite oberflächlich wie bei mediokren Ärzten werden.

Die Zahl der Studenten, die durch eigene Betreuung von Patienten ausgebildet werden kann, ist somit durch die Zahl der Patienten begrenzt, die die Professoren selbst bei einer Visite in allen Einzelheiten erfassen und beurteilen können. Wie in *Pavia* sollten sich höchstens 2 Studenten in die Untersuchung eines Patienten und in die Führung der Krankengeschichte teilen. Die wiederholte Durchführung der Maßnahmen durch mehrere Studenten könnte den Patienten gefährlich werden. Im Lehrplan von *Montpellier* von 1795, der später ausführlich besprochen werden soll, wird erwähnt, daß für die Ausbildung Betten für 20 akut Kranke, für 5 chronisch Kranke und 5 Betten für Kinder für die Ausbildung der nach dem Gesetz festgelegten Gesamtzahl von 150 Studenten ausreichen müsse. Mehr Patienten hätte keine Medizinschule in ganz Europa aufzuweisen, könnten aber auch nicht von den Studenten ohne Verlust an Lernerfolg betreut werden.

In dem anonymen englischen Bericht aus *Wien* aus dem Jahr 1818 wird das Problem der Ausbildungskapazität ebenfalls abgehandelt. Danach soll die Dauer einer klinischen Visite nicht 1 Stunde überschreiten. In dieser Zeit sei es unmöglich, mehr als 24 Patienten zu besuchen. *Frank* habe in *Pavia* selten mehr als 18 Patienten in seiner Klinik gesehen. Der Wiener Professor v. Hildenbrand (1807-1818) behandle in seiner Klinik in einem Studienjahr mehr als 200 Patienten, ihre Zahl betrug 1807/08 insgesamt 226, 1808/09 insgesamt 269. Wichtig sei, daß auf einer klinischen Krankenstation genügend Platz für die Studenten um jedes Bett sei, da die Studenten 3 - 4 Minuten bei jedem Patienten verweilten.

Cross, auf dessen Bericht später noch einzugehen sein wird, schildert ausführlich den Verlauf der klinischen, d. h. der dem Unterricht gewidmeten Visite in *Paris* von 1815 (Cross 1815). Da sie jetzt in den Hörsaal verlegt worden war, kamen nur die Studenten zu Wort, die die Patienten während des stationären Aufenthalts als „internes" ständig betreuten und diese so gut vorstellten, daß die Professoren nur gelegentlich korrigierend oder ergänzend eingreifen mußten und die „internes" teilweise die Vorlesung zur Hälfte allein bestritten. Für die große Zahl der üblichen

Studenten blieb dieser Unterricht weitgehend unwirksam. In den Spezialkranken-
häusern, wie etwa dem für Geschlechtskrankheiten wurde die Visite in äußerst kurzer Zeit erledigt: für 225 Patienten auf der Männerstation wurde etwa 1 Stunde, für
320 Frauen weniger als 1 1/2 Stunden benötigt. Das war möglich, da die Art der
Erkrankungen sehr einheitlich war, nur 3 Mittel verordnet wurden, und Sublimat
praktisch allen gegeben wurde. Außer den im Haus wohnenden und bezahlten
„internes" nahmen keine Studenten an den Visiten, die auch im Januar um 6.30 Uhr
begannen, teil. Der Besucher fand das rasche Tempo ärgerlich und ebenso, „alles zu
sehen aber nichts zu untersuchen" (Cross 1815).

Billroth hat sich ausführlich mit dem zahlenmäßigen Verhältnis von Krankenbet-
ten, Lehrern und Studenten beschäftigt (Billroth 1876, S. 261–268). Er geht davon
aus, daß jeder klinische Lehrer der Chirurgie und der inneren Medizin über wenigstens 50 - 60 Betten verfügt. Unter Einbeziehung anderer Kliniken ergibt sich für
eine mittlere Universität ein Krankenhaus mit 250 Betten. Die Zahl der Hörer in
einer Klinik sollte nicht größer als 50 sein. Bei 2 jährigem Besuch der Kliniken
ergibt sich für eine Fakultät bei 5 jähriger Studiendauer eine Gesamtzahl von 125
Studenten. Diese ideale Zahl wurde im Durchschnitt der 28 deutschen Universitäten in den Jahren 1867 - 1874 mit 161 Studenten nur unwesentlich übertroffen, so
daß er bei seinen weiteren Überlegungen 160 Medizinstudenten als optimal für eine
Fakultät mit einfacher Besetzung der Lehrstühle ansieht. Im Mittel hatte eine deutsche Fakultät dieser Zeit 10 Ordinarien, 15 Extraordinarien und 9 Privatdozenten.
Eine Vergrößerung der Ausbildungskapazität durch Einbeziehung von Assistenten
in die Lehre sei nur in den theoretischen Fächern, nicht aber in der Klinik möglich.

Die Auswirkung der Französischen Revolution auf die Entwicklung der Medizin und auf die Ausbildung der Ärzte

Es ist zu untersuchen, inwieweit die von Pinel in der erwähnten Preisarbeit von 1793 geforderte Mitarbeit der Studenten bei der Betreuung von Patienten und die Besprechung der Fälle mit den Professoren in der nach der Französischen Revolution reformierten Medizin und der ärztlichen Ausbildung in Frankreich verwirklicht wurden. Am 18.8.1792 wurden alle Universitäten und die Medizinschulen in Frankreich geschlossen. Mit einem Erlaß des Nationalkonvents vom 4.12.1794 wurde die Einrichtung von 3 Gesundheitsschulen angeordnet. Paris eröffnete am 20.1.1795 eine Gesundheitsschule, der Lehrplan wurde im Juli 1796 veröffentlicht.

Der Lehrplan von Montpellier von 1795

Der Lehrplan von Montpellier wurde schon am 31.3. 1795 vom Nationalkonvent in Paris angenommen und gedruckt (Ecole de Santé de Montpellier 1795). Er enthält ausführliche Angaben über die Grundlagen und Organisation der Ausbildung, die Kurse mit ihrem Inhalt und die Räumlichkeiten der Medizinschule. Die Aufgaben der Professoren, der Studenten, der Krankenpfleger, aber auch der Patienten in einer Medizinschule sind genau festgelegt. Von der Ausbildung heißt es:

„La Clinique est enseignée au lit des malades.„

„Die Klinik wird am Krankenbett gelehrt. Sie ist nur die *Anwendung theoretischer Prinzipien auf die Praxis*". Die in klinischer Ausbildung stehenden Studenten werden nach dem Ergebnis einer besonderen Prüfung in 2 Klassen oder Sektionen eingeteilt: 1) des Eléves proprement, 2) des Adjoints (S. 50). Die aus der 1. Sektion ausgewählten 2 Studenten, die sich durch besondere Kenntnisse und Fähigkeiten auszeichnen und den Titel „Chef der Klinik" erhalten, müssen

- Visitenhefte und Beobachtungsregister führen,
- Sektionen und Untersuchungen der Ausscheidungen machen,
- Aufnahmebefunde erheben,
- für den Unterricht geeignete Patienten für die Aufnahme in freie Betten auswählen,
- den Zustand der Krankensäle und den Dienst der Pfleger überwachen.

Alle Studenten werden der Liste nach zum Dienst über 24 Stunden eingeteilt, bei dem sie Beobachtungen der Patienten durchführen und aufzeichnen sowie darüber den Professoren bei der Visite berichten müssen. Die Professoren müssen die von den Studenten vorgelegten Hefte abzeichnen und im Anschluß an die Visite alle Patienten im Konferenzraum mit allen Einzelheiten und mit Bezug auf die Lehren des Hippokrates besprechen, um damit den Studenten das Lernen und das Verstehen zu erleichtern. Alle Studenten müssen an den Visiten und Lehrveranstaltungen teilnehmen. Entsteht daraus eine zu starke Belastung der Patienten, haben die Studenten mit einem Stipendium der Republik den Vorrang. Die Studenten müssen bei der Zubereitung und Verabreichung der Medikamente und Anwendungen mithelfen, einfache Operationen und Aderlässe allein oder mit gegenseitiger Hilfe durchführen. Die Studenten der chirurgischen und der internen Abteilung müssen gemeinsam zur festgelegten Zeit Konferenzen über die Unterschiede der Krankheitsverläufe abhalten. Schwierige Fragen, die sie in der Diskussion nicht beantworten können, legen sie den Professoren vor. Fähigen Studenten werden 2–3 oder auch mehr Patienten zur Betreuung unter Anleitung des Professors zugeteilt (S. 54).

Die Ausbildung in Montpellier entspricht einer Erweiterung der Lehrmethode, wie sie in Wien durch Stoll (1776–1787) eingeführt worden war, nur mit einer größeren und einheitlichen Minimalverpflichtung für alle Studenten. Die Methode von Stoll hat wohl auch die Reform der ärztlichen Ausbildung in Paris wesentlich beeinflußt. Corvisart beschreibt im Vorwort (S. xij) zu seiner 1808 erschienenen Übersetzung und Bearbeitung des *Inventum novum* von Auenbrugger ausführlich, daß er bei Beginn seiner Lehrtätigkeit in der medizinischen Klinik die Werke von Stoll gelesen hätte (Auenbrugger 1808). Haindorf, der 1813/14 in Paris war, charakterisiert Corvisart (Haindorf 1815, S. 52): „Die medizinische Section stellt an ihre Spitze zwey Lehrer, welche das übrige Ganze dirigieren, der eine ist Corvisart, der Uebersetzer von Stoll, dessen Lehren er noch immer treu befolgt, ...“

Bemerkenswert und revolutionär ist die bereits von Frank in Pavia vorgesehene Vereinigung von Medizin und Chirurgie in Montpellier. Bei Fällen, in denen äußere Komplikationen zu inneren Erkrankungen hinzugetreten waren, mußten nach Artikel 8 des Programms von Montpellier die Professoren beider Kliniken, d. h. der inneren und der chirurgischen Klinik, die Behandlung gemeinsam aufeinander abstimmen („concerter“). Die Studenten dieser beiden Kliniken mußten immer an den Visiten beider Abteilungen teilnehmen.

Diese während der Revolution durchgeführte Vereinigung von Medizin und Chirurgie zu einer einheitlichen medizinischen Wissenschaft war nach dem Ende der napoleonischen Zeit in den Jahren 1814 und 1822 dem Angriff der Bourbonen ausgesetzt (Ackerknecht 1967, S. 40). Die Vereinigung von Chirurgie und Medizin wurde in den folgenden Jahren auch in Deutschland heftig diskutiert, ehe sie 1852 verwirklicht wurde. Reil bezog sich in seiner an Hufeland gerichteten Denkschrift von 1804 auf einen Erfahrungsbericht über die verbesserte Ausbildung in Montpellier aus dem Jahr 1796/97 (Reil 1804). Eulner weist darauf hin, daß es sich dabei weniger um ein fachlich-wissenschaftliches Problem, als um ein politisches gehandelt hat (Eulner 1970, S. 295).

Revolutionär war weiterhin, daß in Verfolgung der Ansicht des nationalen öffentlichen Ausbildungskomitees sich der Unterricht grundsätzlich auf Beobachtung stützt, die „mit Recht als die geeignetste Fackel für die Wissenschaft“ angesehen wird. Es sollte keine andere Theorie gelten als die der Tatsachen. Die theoretischen Grundlagen sind in Montpellier gleich wie in Wien bei Maximilian Stoll, dem das Erkennen aus der Natur wichtiger war als die synthetische deduktive Denkweise der theoretischen Medizin (Probst 1973, S. 183). Trotzdem sollten die Studenten in Montpellier wie in Wien mit den Lehren des Hippokrates vertraut gemacht werden. Die neue Medizin wurde in Paris erst in den folgenden 10 Jahren geschaffen. Es ist im einzelnen zu klären, wieweit die im Lehrplan von Montpellier von 1795 enthaltenen Vorschriften sowie die Pläne von Paris später verwirklicht wurden.

Berichte aus Paris aus der Zeit Napoleons und danach

Beschreibungen der Pariser Medizinschule aus deren Blütezeit zwischen 1800 und 1848 liegen in großer Zahl vor. *Ackerknecht* hat 20 zeitgenössische Reiseberichte sowie die verfügbaren Unterlagen in einer umfassenden Untersuchung ausgewertet und die Studie 1967 veröffentlicht (Ackerknecht 1967). Es handelt sich fast ausschließlich um Beschreibungen der neuen wissenschaftlichen Methoden der Krankenversorgung sowie der Organisation der Krankenhäuser und der in diesem politisch begründeten System handelnden Personen. Nach traditioneller Art wird oft die Ausbildung mit dem Abhalten von Vorlesungen gleichgesetzt und mehr das Lehren als das Lernen beschrieben. Der Eigenaktivität der Studenten bei der Ausbildung wird weniger Beachtung geschenkt. Analog der Entwicklung in anderen bedeutsam gewordenen Systemen (Wien und Nordamerika im 18. Jahrhundert) wird die Tätigkeit der Studenten, die anfangs noch eng mit ihren Lehrern auch in Forschung und Lehre zusammengearbeitet haben, gegen das Ende der Blütezeit hin zunehmend auf die Anwesenheit in Vorlesungen reduziert. Die Einrichtung großer Hörsäle („amphithéatres") wird auch in Paris der Stolz der Fakultät: Ackerknecht zitiert aus der Jahresansprache des Anatomen Dumeril von 1816, in der dieser seinen „vornehmen Stolz über. das Amphitheater" ausspricht (Ackerknecht 1967, S. 37).

Die späteren Analysen der Berichte enthalten wenig Angaben darüber, welche Tätigkeit alle Studenten verpflichtend während der Ausbildung ausüben mußten, welche Aufgaben sie zur Übung oder bei der Krankenversorgung ausführen mußten, aus welchen Quellen sie ihr Wissen schöpften und ob und in welcher Form sie von den Lehrern Bestätigung für ihr Handeln oder Verbesserungsvorschläge erhielten. Dies sind die entscheidenden Faktoren für den Erwerb von Fertigkeiten und von anwendbarem Wissen. Beobachtung und Eigentätigkeit wurden die auch erkenntnistheoretisch begründeten Prinzipien der Ausbildung. Sucht man jedoch in den Reiseberichten nach Angaben über die Tätigkeit und die Aufgaben der französischen Medizinstudenten, so ergibt sich ein in sich schlüssiges Bild. Fourcroy (1755–1809), der mit seinem Bericht vor dem Konvent am 27.11.1794 die Wiedereröffnung der Medizinschulen einleitete, und der der Autor des Gesetzes war, verwendete dafür die Formel:

„Peu lire, beaucoup voir, beaucoup faire" (Wenig lesen, viel sehen, viel tun).

Der Pariser Student der Revolutionszeit begann sein Studium nicht mit dem Anhören theoretischer Vorlesungen, sondern wurde vom 1. Tag an auf den Krankenstationen und den dazu gehörenden Sektionsräumen ausgebildet. Möglicherweise als Folge des Mißverhältnisses zwischen der Zahl der Studenten, der Patienten und der Lehrer wurde die Mitarbeit auf den Krankenstationen später nur noch auf eine Elite beschränkt. Für eine Zunahme des Ausbildungsbedarfs spricht, daß die ursprünglich 3 Medizinschulen von November 1794 bis zum Jahre 1808, als die Bezeichnung „Fakultät der Medizin" wieder eingeführt wurde, durch 3 Sekundarschulen ergänzt werden mußten, und deren Zahl bis 1820 auf 18 anstieg. Nach Coury ist die im Jahre 1795 bei der Gründung für Paris mit 300 Studenten festgelegte Gesamtzahl wie folgt angestiegen: 1797:896, 1801:1391, 1825:1800. Die Anzahl der verliehenen Doktortitel stieg in Paris nach 1830 auf 300 pro Jahr an (Coury 1968).

Ackerknecht zitiert, daß schon gegen Ende des Empires die Qualität der Ausbildung nachließ (Ackerknecht 1967, S. 39). Teilweise war dies auch dadurch bedingt, daß die großen Ärzte, die zugleich die Neuerer und Lehrer waren, durch die Dienste für die Revolution und ihre Führer von der Tätigkeit in den Lehrkrankenhäusern ferngehalten wurden. *Haindorf,* der die während der Jahre 1813 und 1814 in Paris gesammelten Beobachtungen ausführlich und mit vielen Einzelheiten im Jahre 1815 veröffentlichte, nennt als die führenden Persönlichkeiten Corvisart und Pinel. Corvisart sei als Arzt des Kaisers und Weltmann der Gelehrtenwelt fast ganz entzogen. Er hielt keine Vorträge und kam auch nicht mehr in die Charité. Pinel dagegen sah er täglich wie einen Vater unter den von ihm behandelten Irren umherwandeln. Cross, der Paris im Januar und Februar 1815 besuchte, fand Pinel gealtert. Seine einst so gefeierten und beachteten Vorlesungen waren selten geworden und hatten ihren Ruf verloren (Cross 1815).

Externat und Internat

Schon seit dem 16. Jahrhundert waren an den Krankenhäusern von Paris Lehrlinge der Chirurgen fest beschäftigt. Die Zulassung zum Internat erfolgte seit 1693 durch eine Aufnahmeprüfung. Im Jahre 1726 gab es am Hôtel-Dieu 74 „externes" und 12 „internes" (Coury 1968). Auch nach der Revolution erfolgte die Zulassung zu einer Mitarbeit auf den Stationen als Externer oder Interner durch einen am 23.2.1802 eingerichteten öffentlichen Wettbewerb („concours"). Nach dem Bestehen einer schriftlichen und einer mündlichen Prüfung erfolgte die Aufnahme als „élève" in die am 7.8.1797 gegründete Akademie für praktische Medizin" („Ecole pratique"), der außer den 120 Studenten alle Professoren der Medizinschule von Paris, die Ärzte aller Krankenhäuser und die Assistenten der Anatomieschule angehörten. In allen 11 Krankenhäusern von Paris, aber auch in den 4 Militärhospitälern sowie den 20 Versorgungshäusern und Versorgungsanstalten waren den Ärzten Eleven zugeteilt, die gegen Entgelt (Kost, Wohnung und ein- bis mehrere hundert Francs, je nach Rang) die Krankengeschichte führen und anfangs untergeordnete Dienste verrichten mußten. Dazu gehörte „Rapportieren" und das Anfertigen von Sektionsberichten (Haindorf 1815). Für die Aufnahme dringender Fälle, die nicht über die zentrale Aufnahmestelle („Bureau centrale d'administration" bei Notre-Dame) den Krankenhäusern zugeteilt wurden, war an jedem Krankenhaus ein Stübchen („salle de garde") eingerichtet, in dem die ständig anwesenden Eleven die Aufnahmeuntersuchung durchführen, darüber ein Protokoll aufsetzen mußten und eine bis zur nächsten Visite geltende Verordnung machen mußten (Haindorf 1815, S. 112).

Bericht eines englischen Chirurgen aus Paris

Die Reisebeschreibung des englischen Chirurgen *John Green Cross,* M.D., F.R.C.S., F.R.S. (1790-1850) gibt Einblick in weitere Einzelheiten der ärztlichen Ausbildung und Praxis in Paris aus dem Winter 1815 (Cross 1815). Der Autor John Cross bemühte sich mit 24 Jahren nach der üblichen Ausbildung und Qualifikation um eine Tätigkeit als Chirurg in der Provinz (Norwich). Bis dahin hatte er absol-

viert: 5 Jahre Lehre, 1 Jahr private Anatomieschule und 1 Jahr Krankenhaustätigkeit in London, dann Aufnahme in das Royal College of Surgeons, anschließend
eine 2jährige Zeit als Lehrer der Anatomie. Von einem älteren Kollegen hatte er
den Rat erhalten, vor der eigenen Praxistätigkeit eine Studienreise nach Paris zu
machen. Dies war nach der Abdankung Napoleons am 6.4.1814 und dem Frieden
von Paris (30.5.1814) wieder möglich geworden. So konnte er die Monate Januar
und Februar des Jahres 1815 in Paris verbringen. Aus der 1968 erschienenen Bio-
graphie geht hervor, daß der Autor seit Beginn seiner Lehrzeit mit 16 Jahren ständig
ein Tagebuch geführt, in besonderen Büchern Aufzeichnungen von wichtigen Fällen gemacht und diese Gewohnheit auch während seiner Studien in Paris fortge-
setzt hat (Crosse 1968). Seine Angaben können daher als zuverlässig gelten.

Eine Auswertung mit besonderem Blick auf die *Ausbildungsmethodik* ist bisher
nicht erfolgt, sie soll daher ergänzend durchgeführt werden. Dies erscheint ange-
bracht, da der Autor im Untertitel die Einrichtungen zur ärztlichen Ausbildung
(Krankenhauspraxis, Vorlesungen und Anatomieschulen) und den gegenwärtigen
Stand der medizinischen Instruktion in Paris besonders anführt. Auswertend stellt
er am Schluß seines Berichts fest, daß ein Arzt mehr von einer Studienreise habe,
wenn er sich weniger mit der Praxis selbst als mit ihrer Umsetzung in die Erziehung
des Nachwuchses befasse. Geniale Menschen würden keine Ausbildung benötigen.
Die Masse der angehenden Ärzte aber könne bei eigener Kritikfähigkeit auch aus
schlechten Vorbildern lernen, wenn sie gute Gelegenheiten zur Anwendung ihrer
geistigen Aktivitäten wahrnehmen könnten.

Medizinstudenten in Paris im Jahre 1815

Die Medizinstudenten von Paris teilt Cross in *3 Klassen* ein, von denen die *1.* und
kleinste die der Studenten ist, die unverbindlich an den Vorlesungen teilnehmen.

Die *2. Klasse* hat als Ausbildungsziel die *Promotion zum Doktor der Medizin.*
Diese Studenten müssen sich alle 3 Monate gegen eine Gebühr für jede Vorlesung
einschreiben. Sie können jeweils nur 1 Kurs belegen. Die Ausbildung dauert 4 Jahre
und kostet FF 400 oder das Äquivalent von £ 20. Der Besuch aller Lehrveranstaltungen ist freiwillig, jedoch als Vorbereitung für die 5 Prüfungen, die für die Zulassung zur Promotion erforderlich sind, empfehlenswert. Alle Prüfungen sind öffent-
lich, 2 werden in Latein abgehalten. Je nach dem angestrebten Berufsziel kann der
Kandidat sich für eine Prüfung in Medizin oder in Chirurgie entscheiden. Für die
Promotion muß eine Dissertation geschrieben und verteidigt werden. Diese Studenten sind nicht zur praktischen Tätigkeit in der Anatomie (Cross 1815, S. 48) oder in
einem der Krankenhäuser verpflichtet. Ihre Ausbildung besteht im wesentlichen
aus dem freiwilligen Besuch der Vorlesungen. Da die Vorlesungen - auch in der
Anatomie - oft mit 1 000 Studenten oder mehr überfüllt sind, hält Cross den Besuch
dieser Vorlesungen für nutzlos. Aber auch in anderen Vorlesungen hat er trotz der
geringen Zahl von 20 Hörern wegen der Unfähigkeit der oft schon gealterten Lehrer
wie Larrey nichts gelernt. Wegen des unterschiedlichen Standes der Kenntnisse und
der Interessen dieser „gewöhnlichen" Studenten fand Cross viele - wie alle an eine
große Zahl von Hörern gerichteten - Vorlesungen elementar (Cross 1815, S. 152)
und somit uninteressant (Cross 1815, S. 27). Aber auch das freiwillige Präparieren

dieser Studenten mit einem mechanischen Vorgehen – nach dem Lehrbuch von Boyer *Traité complet d'anatomie* zum Erlernen der Anatomie ohne Verbindung mit Physiologie oder Praxis – verschafft (nach Ansicht von Cross), im Gegensatz zu einem gemeinsamen Erarbeiten, diesen Gebieten keinen bleibenden Platz im Gedächtnis. Die Anwesenheit bei den Visiten hält er für nutzlos, wenn die Krankensäle wie im Hôtel-Dieu von eifrigen Studenten überfüllt sind, die „alles sehen wollen, aber dabei von nichts etwas profitieren" (Cross 1815, S. 69). Das Fehlen eines Zwanges zur Teilnahme an den Lehrveranstaltungen wird durch die Qualität der Abschlußprüfungen und deren Durchführung ausgeglichen (Cross 1815, S. 14).

L'Ecole pratique

Als *3. Klasse* sieht Cross die Studenten der „Ecole pratique" an, die sich wieder in 2 Stufen gliedern. Die Anzahl der Studenten ist in der 1. Stufe der *„Eléves externes"* sehr viel größer als die in der 2. Stufe. Im Hôtel-Dieu, dem wichtigsten Krankenhaus von Paris, sind bei einer Belegung mit 1 500–2 000 Patienten etwa 100 „externes" tätig, deren Aufgaben er mit denen des englischen „dressers" gleichsetzt, aber nur 20 *„elèves internes"*, die dem englischen „house surgeon" entsprechen. An den anderen Krankenhäusern steht die Zahl der Eleven in entsprechender Relation zur Zahl der Patienten. Die Anstellung gilt für jeweils 1 – 2 Jahre, wobei beim Übergang vom „externe" zum „interne" wieder ein Leistungsnachweis zu erbringen ist. Die Eleven erhalten Befreiung von Gebühren für die Vorlesungen, bei denen sie anwesend sein müssen, und für die Prüfungen. Sie erhalten weiterhin freie Kost und Wohnung im Krankenhaus. Als „interne" beziehen sie je nach Position ein Gehalt von etwa FF 400. Als „externe" haben diese Studenten nur einfache Arbeiten, etwa Wechseln von Verbänden, zu verrichten, so daß der Autor den erzieherischen Wert dieser Phase für gering hält. Der größte Vorteil liege in der Möglichkeit einer Bewerbung um ein Internat oder um eine Anstellung ohne Abschlußprüfung.

Die Beschreibung des Erbringens der ärztlichen Leistungen der Eleven entspricht der von Haindorf: selbständige Versorgung von Notaufnahmen, Assistenztätigkeit bei den Professoren usw. Die Eleven sind für die unmittelbare ärztliche Versorgung aller Patienten während der Abwesenheit der Ärzte zuständig, stellen selbständig die von ihnen betreuten Patienten vor und berichten den Professoren oder den Ärzten des Krankenhauses über den Verlauf und über die von ihnen bei der Sektion festgestellten Veränderungen. Die Kenntnisse und Erfahrungen der „internes" sind so groß, daß diese Vorstellungen Teil der Vorlesungen sind und diese manchmal zur Hälfte ausfüllen. Bemerkenswert ist dem Autor, wie gut die Eleven informiert sind und wie sorgfältig sie ihre Krankengeschichten und die Verlaufsberichte der ihnen anvertrauten Patienten führen. Bei Todesfällen führen sie die Sektion durch und demonstrieren die präparierten Organe in Verbindung mit einer Gesamtdarstellung des Falles. Die Eleven allein diskutieren bei den Vorlesungen mit den Professoren. In den weniger beliebten Krankenhäusern, etwa für Kinder oder für venerische Erkrankungen, tragen die „internes" die Hauptlast der ärztlichen Versorgung. Auf 100 Patienten kommt hier etwa 1 Eleve. Die Visiten in diesen Häusern wurden an anderer Stelle erwähnt (s. S. 27). Die Bezahlung an diesen Häusern ist mit FF 500 dementsprechend größer.

Die öffentlichen Sektionen am „Hospice de perfectionnement", an dem an die 100 Studenten teilnahmen, hält er für uneingeschränkt nachahmenswert. Besonders beeindruckt war er von der angeschriebenen und der ganzen Klasse vorgetragenen Krankengeschichte, einschließlich des Verlaufs und der Behandlung. Durch diese Kombination könnte diese nach heutiger Nomenklatur „klinisch-pathologische Konferenz" zu nennende Veranstaltung in ihrer Nützlichkeit nicht übertroffen werden. Er konnte seiner Freude darüber kaum Ausdruck geben.

Für anatomische Studien standen in den Präpariersälen der Medizinschule von Paris 120 Sektionstische bereit. Für die Durchführung der Sektionen der im Hôtel-Dieu verstorbenen Patienten gab es seit 1810 mehr als 90 Tische im abgelegenen Krankenhaus „La Pitié" in 3 verschiedenen Gebäuden. Im 1. der 3 Haupträume zählte er 23 Leichen, die etwa von der 4 fachen Anzahl von Studenten seziert wurden. Besonders nützlich hält er einen Plan, die für Sektionen verwendeten Leichen, die aus den Krankenhäusern kommen, mit einem Bericht über die Krankheit der Verstorbenen zu versehen und die Ergebnisse der Sektionen systematisch zu sammeln. In dem 1810 erschienenen Buch von Bayle über die Tuberkulose (s. S. 75) war dieses Prinzip bereits verwirklicht.

Die Perkussion

Obwohl Cross Chirurg war, fügte er am Ende seines Berichts an, daß er selten eine Station betreten habe, in der nicht die Perkussion zur Differenzierung der Brustkrankheiten praktiziert worden sei. Da er sie selbst nicht ausübte, gab er kein Werturteil darüber ab. Über die Auskultation hat er nichts berichtet, was später in einem Prioritätsstreit angeführt wurde. Laennec weist 1827 in der 2. Auflage seines Buches über die Auskultation darauf hin, daß er die „auscultation mèdiate" zur Zeit des Besuchs von Cross im Jahre 1815 noch nicht entdeckt gehabt hatte (Laennec 1826, S. xvij). Auf die Verzögerung der Einführung der Perkussion und Auskultation in Deutschland wurde auf S. 25 hingewiesen.

Bewertung der Ausbildung in Paris durch Cross

Ausführlich wägt Cross die Vor- und Nachteile der französischen Ausbildung besonders in ihrer Konzentration auf die Studenten der „Akademie der praktischen Medizin" („École pratique"), gegeneinander ab und vergleicht sie mit der Ausbildung in London. Große Vorteile sieht er in der Auswahl durch einen Leistungswettbewerb („concours"), bei dem allerdings die vorangegangene Allgemeinbildung nicht genügend beachtet werde. Die kostenfreie Ausbildung ermögliche einen von Geburt und Reichtum unabhängigen Zugang, während die Ausbildung durch eine Lehre und ein theoretisches Studium in London erhebliche eigene Mittel erfordere. Cross hatte für seine Lehre in der Provinz £ 200 und für die Zeit als Dresser in London weitere £ 50 bezahlt (Crosse 1968, S. 6, S. 91) Gefahren sieht er darin, daß das, was nichts koste, nicht geschätzt werde und daß durch den freien Zugang zur Medizin die französische Öffentlichkeit mit praktischen Ärzten überschwemmt werde, deren berufliche Stellung abnehme.

Er lobt, daß die in den Krankenhäusern als Externe oder Interne tätigen Studenten regelmäßig von den Professoren auf ihren Studienfortschritt überprüft werden und dadurch sowie zusätzlich durch Preisausschreiben Anreize zu großen Anstrengungen erhalten. In der Vereinigung von Medizin („physic") und Chirurgie sieht er wenig Vorteil.

Paris war durch die *klinischen Vorlesungen*, die in vielen Krankenhäusern abgehalten wurden, gegenüber London, wo es nur eine praktische Ausbildung im Krankenhaus gab, weit überlegen (Cross 1815, S. 65). Trotzdem kritisierte Cross teilweise die Qualität und den Nutzen der Vorlesung. Gerade die Vorlesung von Dupuytren, die je nach Thema mit 1 000 Studenten die größte Zahl von Hörern hatte, war wegen der Überfüllung trotz ihrer Großartigkeit von geringem Nutzen. Selten habe er so wenig gelernt, er konnte weder sehen noch verstehen und sei mit Bedauern darüber nach Hause gegangen (Cross 1815, S. 25).

Besonderes Lob zollt Cross den Anstrengungen der Professoren bei der Vorbereitung und Durchführung des Unterrichts, sei es im Hörsaal oder auf den Stationen, sowie den Bemühungen der Professoren bei der Auswahl und den Prüfungen der Studenten. Die Wahrnehmung der öffentlichen Aufgaben beanspruche fast die gesamte Zeit der Professoren, und in gewissem Umfang würden sie auch die Privatpraxis dem Unterricht opfern. Insbesondere in Verbindung mit dem Auswahlverfahren bei Anstellungen hält er das gesamte System der französischen Ausbildung für so exzellent, daß tausend Einwände dagegen aufgewogen würden (Cross 1815, S. 14).

Cross kann 1815 noch fragen, warum die französischen Ärzte mit einer so guten Ausbildung noch nicht die der anderen Nationen weit übertroffen hätten. Es mußten nur wenige Jahre vergehen, bis eine positive Antwort auf diese explizite Frage von Cross vorlag. Wunderlich mußte nach seinen Studienaufenthalten in Paris zwischen 1837 und 1839 den Vorsprung der „Kollegen jenseits des Rheines" im Entdecken und in der Bereicherung des Wissens anerkennen (Wunderlich 1974, S. 26). Ackerknecht schreibt 1967: „Die neue Medizin benötigte zu ihrer Geburt eine neue Schule und eine neue Art der Lehre. Diese wurden die Wurzel sowohl der Überlegenheit, als auch der späteren Erstarrung„ (Ackerknecht 1967).

Der Bericht von Wunderlich von 1841

Zur Zeit der Studienaufenthalte des 1838 in Tübingen promovierten Wunderlich in den Jahren 1837–1839 begann der französische Zögling der Medizin seine Studien im Amphitheater, in dem er seziert, soviel er bekommen kann und soviel er Eifer hat (Wunderlich 1974). Wunderlich lobt die Leistungsanforderungen bei den Auswahlwettbewerben um die studentischen Stellen als „elève externe" oder „interne", bei denen die Studenten im freien Vortrag eine kleine Materie erläutern müßten (Wunderlich 1974, S. 30). Beim täglichen Umgang mit Kranken während des 2 jährigen Internats sammle der Pariser Student frühzeitig Erfahrungen, die die Vernachlässigung der naturwissenschaftlichen Ausbildung teilweise aufwiegen würden. Als nachteilig sieht es Wunderlich an, daß zu seiner Zeit in vielen Spitälern die Studenten die Krankengeschichten nicht mehr selbst abfaßten, sondern daß sie ihnen vom Primararzt in die Feder diktiert würden.

Der Flexner-Bericht von 1912

In gleicher Weise wie 100 Jahre zuvor erfolgt die klinische Ausbildung in Paris am Krankenbett. Die jetzt „stagières" genannten Studenten haben 2–4 Patienten zu betreuen. Abraham Flexner sieht darin große und fundamentale Verdienste. Mängel sah er im Fehlen einer systematischen wissenschaftlichen Arbeit im Labor nach deutschem Vorbild (Flexner 1912). Der Stationsdienst als „stagière" gehört auch heute noch zur Ausbildung der Medizinstudenten in Frankreich.

Die Fallmethode in Deutschland

Bekannt sind die schriftlichen Krankenberichte des Eleven Friedrich Schiller
(Schiller 1959), die er zwischen 1778 und 1780 während seines Medizinstudiums an
der Hohen Carlsschule in Stuttgart (1775–1780) anfertigen mußte und für die mangels Patienten die in das Krankenrevier der Anstalt aufgenommenen Mitstudenten
herhalten mußten (Uhland 1953). Sie sind heute am besten in ihrer englischen Ausgabe nachzulesen (Dewhurst u. Reeves 1978).

Im deutschen Sprachgebiet hat *Naunyn* ab Wintersemester 1871/72 in Bern ein
„klinisches Seminar" abgehalten. Darin sollten sich die Studenten in schriftlichen
Auslassungen über Fälle, die sie als Praktikanten gehabt hatten, unter Benutzung
der Literatur verbreiten. Dieser Zweck wurde nach Ansicht von Naunyn nur von
besonders Begabten erreicht (Naunyn 1925). Da sich die Studenten „mehr
schwunghaft als gründlich durchdacht ausdrückten", hatte Naunyn keine Befriedi-
gung und gab das klinische Seminar nach etwa 6 Jahren an seinem nächsten Lehrstuhl in Königsberg, wohin er schon nach 1 Jahr berufen worden war, wieder auf.

Die Anfänge der klinischen Ausbildung

In Deutschland hatten bis zum Jahre 1830 alle Universitäten Bettenabteilungen für
den klinischen Unterricht eingerichtet. *Von Ziemssen* urteilte später, daß die klinische Ausbildung nicht den nach 1840 einsetzenden raschen Fortschritten der klinischen Medizin in Diagnostik und Therapie gefolgt war (v. Ziemssen 1874). Die übliche Form des Praktizierens in der Klinik brachte wegen der Überfüllung der Klinik
und wegen des Mangels an näherer und dauernder Berührung des Praktikanten mit
dem Kranken wenig Vorteil. Das hatte auch die schon in Deutschland vor 1829 eingeführte Verdoppelung des Besuchs der Klinik nicht beheben können (Choulant 1829). Choulant gab folgende Empfehlung:

Anfangs wird er (der ärztliche Zögling beim ersten Eintritt in das klinische Hospital) sich am Kran-
kenbette von allem bisher Erlernten völlig verlassen glauben. ... es bleibe daher der ärztliche Zögling in der Klinik eine Zeitlang nur Zuhörer (Auscultant) und stiller Beobachter, wage erst später
selbst handelnd (als Praktikant) der Klinik beizuwohnen (Choulant 1829, S. 163).

Nach dem 1829 von Choulant empfohlenen allgemeinen Studienplan sollte der
Medizinstudent im 3. Studienjahr als Auskultant in die praktische Heilkunde einge-
führt werden. Die Tätigkeit als Praktikant in der Klinik folgte erst im 4. und letzten
Studienjahr. Gesetzlich gefordert wurde jedoch nur der Besuch der medizinischen
Klinik für wenigstens 1/2 Jahr. Eine Mitarbeit der Studenten auf den Stationen war
nicht vorgesehen. Die ersten 2 Studienjahre sollten der allgemeinen (Mathematik,
Philosophie, Geschichte) und der medizinischen (Physik, Chemie, Mineralogie,

Botanik, Zoologie) Propädeutik dienen. Außerdem wurden Anatomie und Physiologie sowie die allgemeine Therapie im Plan des 2. Jahres empfohlen. Die naturwissenschaftlichen Fächer sowie Psychologie und Logik wurden im 1826 eingeführten „Philosophicum", Anatomie im Staatsexamen geprüft. Für die Ablegung des „Philosophicum" war keine Frist gesetzt, es mußte vor der medizinischen Promotionsprüfung mindestens mit der Zensur „mittelmäßig" bestanden sein. Die Studienordnung für Medizinstudenten der Universität zu Bonn vom 28.4.1851, die mit denen der übrigen preußischen Universitäten im wesentlichen übereinstimmte, sah das Ablegen der philosophisch-naturwissenschaftlichen Prüfung (Philosophicum) nach dem 4. Semester vor (Kletke 1874). Allgemeine Pathologie und Semiotik sowie allgemeine Therapie war für das 4. Semester, eine Wiederholung der Anatomie und Physiologie für das 5. Semester vorgesehen. Eine Teilung des Studiums in einen vorklinischen und einen klinischen Teil wurde erst 1861 mit der Festlegung des Ablegens der jetzt Tentamen physicum genannten Vorprüfung in die gesetzliche Studienordnung eingeführt. Die Einhaltung der Trennung mußte 1864 durch einen besonderen Erlaß erzwungen werden. Durch die Aufnahme von besonderen Prüfungsabschnitten für Anatomie ins Staatsexamen mit Erlaß vom 8.10.1852 und für Physiologie seit dem 1.2.1856 wurde zumindest die strenge Trennung des Lernens wieder aufgehoben.

Militärärztliche Bildungsanstalten in Berlin

Eine etwa den Aufgaben der Eleven in der französischen Ausbildung entsprechende Tätigkeit war im Lehrplan der 1795 in *Berlin* gegründeten militärärztlichen Bildungsanstalt, des *Königlich medicinisch-chirurgischen Friedrich-Wilhelms-Instituts*, bis 1818 Königliche medizinisch-chirurgische Pépinière genannt, enthalten. Seit 1797 mußten die Eleven über das 9. Halbjahr ihrer Ausbildung, später über das ganze letzte Jahr, als „Subchirurgen" in der Charité, der späteren Universtätsklinik von Berlin, tätig sein.

Die Entwicklung der preußischen militärärztlichen Bildungsanstalten kann mit den folgenden Begründungen als Beispiel für die Entwicklung und den Einsatz der Fallmethode dienen und verdient daher eine eingehende Darstellung:

1) Rasches Erreichen einer relativ hohen Stufe der Ausbildungsmethode durch Übernahme früherer lokaler Vorstufen und Einfügen von Komponenten, die aus anderen Einrichtungen mit höherem Entwicklungsstand durch Gewinnen persönlicher Erfahrung übernommen worden sind.

2) Die militärärztlichen Bildungsanstalten stellen ein gut abgrenzbares Bildungssystem mit einem definierten Anfang auf niedriger Bildungsstufe und dem späteren Erbringen höchster wissenschaftlicher Leistungen der darin ausgebildeten Ärzte dar. Es soll daher abschließend versucht werden, in einem ersten Ansatz quantitative Angaben über die Entwicklungsdauer und den Ausbildungserfolg zu gewinnen.

Vorstufe der Pèpinière war das 1724 gegründete *Collegium medico-chirurgicum*, in dem der preußische Staat versuchte, die Ausbildung der im Kriegsdienst eingesetzten Chirurgen (Feldschere) zu verbessern (Schickert 1895). Während ihrer Ausbildung hatte zunächst einer der 8 Zöglinge Dienst als Unterchirurg in dem 1710 gegründeten Charité-Krankenhaus und in dem 1748 eingerichteten Invalidenhaus zu versehen. Aus der Notwendigkeit der Einstellung französischer Chirurgen als Wundärzte und Ausbilder von 1744 bis 1772, in Einzelfällen bis 1790, den Verschärfungen der Prüfungsbedingungen unter Friedrich II (1740 - 1786) und der Vorlage von Plänen zur grundsätzlichen Änderung der Einrichtung von 1787 - 1795 geht die Unzulänglichkeit dieser Einrichtung hervor.

Die im Rhein-Feldzug der Jahre 1792-1795 deutlich gewordenen Mängel der preußischen Armeechirurgen gaben den Anlaß zur Gründung der Königlich medizinisch-chirurgischen Pépinière. Ab 1818 wurde sie Königlich medizinisch-chirurgisches Friedrich-Wilhelms-Institut genannt und 1895 mit der 1811 gegründeten Medizinisch-chirurgischen Akademie für das Militär zur *Kaiser-Wilhelm-Akademie für das militärärztliche Bildungswesen* vereinigt. Ihre Nachfolgeeinrichtung bestand bis zum Ende des 2. Weltkriegs 1945.

Die Pläne, die für die Gründung im Jahre 1795 verwendet wurden, stammten von Johann *Goercke* (1750 - 1822), dem Stellvertreter und designierten Nachfolger des Generalstabschirurgen. Er hatte 1784-1787 seine Ausbildung am Collegium medico-chirurgicum in Berlin erhalten. Mit königlicher Unterstützung führte er 1787-1790 eine Studienreise ins Ausland durch, die ihm wesentliche Anregungen für die Reform von 1795 gab. 7 Monate studierte er an der 1786 gegründeten militärärztlichen Bildungsanstalt (Josephinum) in Wien und lernte danach die medizinisch-chirurgischen Einrichtungen in Italien, Frankreich, England und Schottland kennen. Zu seinen Reisebekanntschaften zählte in Paris *Desault*, der 1787 den klinischen Unterricht eingeführt hatte, wobei jeweils ein Student über die letzte Vorlesung referierte (Ackerknecht 1967, S. 31). Der erste Plan von 1795 wurde nach der Gründung in gemeinsamen Beratungen von Militärchirurgen, Ärzten, Wissenschaftlern und Regierungsmitgliedern weiter ausgearbeitet und führte 1797 zu einer umfassenden Verbesserung der Ausbildung, deren Prinzipien bis zur Aufhebung des Unterschieds zwischen Zivil- und Militärärzten im Jahre 1825 beibehalten werden konnten. Um den Wettbewerb mit der 1810 gegründeten Berliner Universität besser bestehen zu können, wurde eine 2. Bildungsanstalt für Militärärzte, die Königliche medizinisch-chirurgische Akademie für das Militär mit Kabinettsordre vom 1.11.1811 gegründet. An die darin aufgenommenen Zöglinge wurden geringere Anforderungen gestellt. Wissenschaftlicher Direktor wurde *Hufeland.* Nach seinem Tode am 25.8.1836 wurde die Stelle nicht wieder besetzt. Alleiniger Direktor blieb *Wiebel,* der gleichzeitig auch Direktor des Friedrich-Wilhelms-Instituts war.

Die Auswahl für die Aufnahme erfolgte aufgrund von 2 Aufnahmeprüfungen, wobei jedoch kein formaler Abschluß einer Vorbildung gefordert wurde. Der Lehrplan enthielt in den ersten 5 Semestern neben den medizinischen allgemeinbildende Fächer wie Sprachen und Naturwissenschaften.

Der Unterarzt

Völlig neu für deutsche Verhältnisse zu dieser Zeit war eine gleichzeitige Ausbildung in Chirurgie und Medizin. Reil und Hufeland hielten die Vereinigung von Chirurgie und Medizin für praktisch nicht ausführbar, was Reil unter Bezug auf die Verhältnisse von 1796/97 in Montpellier hinter der Aussage versteckte, „da sie in bezug auf das Wissenschaftliche nie getrennt waren, dürfen sie auch nicht vereinigt werden" (Reil 1804, S. 82). Bis zum Jahre 1795 hatten, abgesehen von den österreichischen, erst 3 deutsche Universitäten Bettenabteilungen für die ärztliche Ausbildung. Eine isolierte Neuerung für Deutschland war die Verbindung der theoretischen mit der praktischen Ausbildung am Krankenbett. Es wurde dazu die in Berlin seit 1726 bestehende Einrichtung der Tätigkeit als Subchirurg im Rahmen der Grundausbildung übernommen. Ab 1770 machten 6, ab 1786 8 der am Collegium medico-chirurgicum in Ausbildung stehenden Feldschere ständigen Dienst in der Charité. Abgesehen von einigen süddeutschen Staaten bis vor 1872, wurde eine ähnliche Phase, jedoch mit geringerem erzieherischem Wert, erst 1901 als praktisches Jahr für alle deutschen Medizinstudenten eingeführt.

Alle 9 Zöglinge der „Pépinière", die die 4 jährige theoretische Ausbildung erfolgreich abgeschlossen hatten, erhielten vor ihrem Eintritt in den Sanitätsdienst der Armee eine ausgedehntere praktische Ausbildung. Diese bestand aus einem Dienst für 6 Monate, ab 1804 für ein ganzes Jahr als Subchirurg oder Unterarzt in der Charité. Einen Monat vor Beginn dieser Tätigkeit mußten sich die Eleven täglich mit ihren Aufgaben vertraut machen und sich die erforderlichen Hilfsmittel beschaffen.

Die *Anstellung als Unterarzt* war den Zöglingen des Friedrich-Wilhelms-Instituts vorbehalten, die während dieser Zeit in der Charité freie Station sowie Unterstützungsgeld erhielten. Dies war mehr als während der übrigen kostenlosen Ausbildung. Dieser Dienst wurde bis zum 1. Weltkrieg nach der geforderten Mindeststudienzeit von 4 Jahren, nach 1883 von 4 1/2 Jahren vor dem Ablegen der Staatsprüfung abgeleistet. Die Zöglinge der 1811 gegründeten 2. militärärztlichen Bildungsanstalt, der *medicinisch-chirurgischen Akademie*, wurden normalerweise nicht zum Dienst als Unterarzt abkommandiert.

Zunächst wurde die Dienstordnung für die Subchirurgen von 1791 beibehalten. Am 17.7.1798 wurde eine neue Dienstordnung erlassen, die in den folgenden Jahren mehrfach erneuert wurde. Aufgaben der Unterärzte waren:
- Verschreiben, nach Angaben der Vorgesetzten, von Arzneimitteln und deren Verabreichung; Durchführen von Behandlungsmaßnahmen (Aderlaß) und Überwachen der Diät, auch der von Besuchern mitgebrachten Speisen;
- Führen der Krankenjournale;
- Beaufsichtigen der Krankenwärter und Kontrolle der Sauberkeit der Säle;
- ab 1805 waren täglich 4 Besuche bei den zugeteilten Kranken, 5 Besuche bei Schwerkranken zu machen;
- ab 1810 wurde täglich nach vorbestimmter Reihenfolge von 6 – 21 Uhr ein Unterarzt zur Torwache eingeteilt, bei der er Neuaufnahmen untersuchen und den Stationen zuweisen mußte;
- ab 1817 mußten die Eleven die Arbeit der Staatsexamenskandidaten, auch in der Nacht, überwachen.

Die Unterärzte rotierten nach Plan durch die ganze Charité, die Stationen für innere, chirurgische, dermatologische (,,krätzige") und psychiatrische (,,melancholische") Patienten sowie eine Station für Entbindungen hatte. Genaue Vorschriften über formale erzieherische Anteile dieser Ausbildungsphase werden im Gegensatz zum vorangegangenen Studium nicht gemacht. Besonders bei der Betonung der Vorteile der Erziehung in den militärärztlichen Instituten wird jedoch neben der gründlichen wissenschaftlichen Ausbildung und dem Zusammenwohnen der Zöglinge unter Aufsicht die *beaufsichtigte Tätigkeit* im Krankenhaus angeführt.

Die Unterärzte beteiligten sich nach den in Biographien enthaltenen Angaben in nachgeordneter Stellung an allen ärztlichen Arbeiten (z. B. Naunyn 1925, S. 107–108; Hoffmann 1948, S. 107–116). Da ihnen auf den Krankenabteilungen Unterkünfte oder Wohnungen eingerichtet waren, waren sie außerhalb der Dienststunden weitgehend selbständig.

Auch nachdem die Prüfungsordnung von 1901 wirksam geworden war, wurde den Studenten der seit 1895 *Kaiser-Wilhelms-Akademie für das militärärztliche Bildungswesen* genannten Einrichtung der vor dem Staatsexamen abgeleistete Dienst als Unterarzt auf das von allen Medizinstudenten nach dem Staatsexamen abzuleistende praktische Jahr angerechnet.

Zusätzlich zum Besuch der *Vorlesungen,* die nach der Gründung der Berliner Universität im Jahre 1810 dort besucht werden mußten, hatten die militärärztlichen Zöglinge weiteren Unterricht. Oberärzte hatten die Zöglinge zu den Lehrveranstaltungen zu begleiten und hielten danach einen *Wiederholungsunterricht,* da „der Vortrag des akademischen Lehrers dem Schüler durch bloßes Hören unklar bleibt und deshalb nicht im Gedächtniß haftet" (Schickert 1895, S. 50). Weiterhin wurden bis 1876 am Sonnabend von 18 – 20 Uhr *Vortragsübungen* von den Zöglingen veranstaltet, die in Französisch, Latein, Deutsch oder auch Englisch über aufgegebene oder selbst gewählte und bearbeitete Themen im Beisein aller Studierenden, Vorgesetzten und vor Gästen vortrugen. Die Vorträge dienten auch als Prüfung zur Beurteilung des Leistungsstandes, der in regelmäßigen Konferenzen unter den Lehrern diskutiert wurde. Für jeden Zögling wurde wöchentlich ein individueller Arbeitsplan aufgestellt, der etwa 72–76 Stunden umfaßte. Dadurch war trotz der strengen Reglementierung eine individuelle Gestaltung des Studiums möglich, das auch Kürzungen der Studiendauer oder Erweiterung der wissenschaftlichen Ausbildung gestattete.

Im Laufe der Jahrzehnte wurden Übungsräume mit Lehrmaterial eingerichtet, die Bibliothek wesentlich erweitert und bei der stärkeren Betonung der militärischen Ausrichtung nach 1870 Anschauungsmaterial für die Kriegschirurgie angeschafft. Um ein besseres Verständnis des Militärischen zu erreichen, verließ man sich nicht auf Anschauungsmaterial mit historischem Hintergrund. Ab 1873 hatten die Studierenden der militärärztlichen Bildungsanstalten in ihrem 1. Sommersemester Waffendienst bei der Truppe zu leisten, der medizinische Unterricht wurde auf anatomische Vorlesungen an den 2 dienstfreien Nachmittagen reduziert.

Die *Auswahl* für die Aufnahme wurde 1795–1868 ausschließlich aufgrund der von den militärärztlichen Bildungsanstalten durchgeführten Prüfungen vorgenommen. Nach 1868 wurde zusätzlich das Zeugnis der Reife berücksichtigt, das ab 1876 alleiniges Auswahlkriterium war. Wegen des ab 1873 geforderten Dienstes bei einem Berliner Garderegiment mußten die Bewerber die dafür geforderten körperlichen Bedingungen (u. a. „Gardemaß") erfüllen.

Vor 1868 mußten alle Bewerber eine 3 tägige Vorprüfung ablegen, bei der je ein Aufsatz in deutscher und in lateinischer Sprache zu einem geschichtlichen Thema sowie ein Lebenslauf in 2 Sprachen zu schreiben war. Über die Zulassung entschied der Grad der Qualifikation, der aus der Vorprüfung und aus dem Zeugnis der Reife ermittelt wurde. Weniger gut, jedoch noch hinreichend qualifizierten Bewerbern stand die Aufnahme in die Akademie, aber nicht in das Friedrich-Wilhelms-Institut offen.

Weder aus den Dienstvorschriften, noch aus den Berichten sind Hinweise zu entnehmen, daß systematisch formale Fallvorstellungen und ausbildungsmäßige Überprüfungen der Leistungen stattfanden. Es fehlten somit wesentliche Elemente einer systematisch angewandten *Fallmethode.* Für das Lernen war die 1869 beibehaltene und bis 1901 geltende Prüfungsfolge vorteilhaft, nach der zum Abschluß der klinischen Ausbildung nochmals in Anatomie und Physiologie geprüft wurde. Damit wurde gesichert, daß die theoretischen Grundlagen nochmals im Zusammenhang mit der Klinik und auf der Grundlage praktischer Erfahrung gelernt wurden. So schreibt Hoffmann, daß er sich während der Zeit in der Charité auf diese Prüfungen vorbereitet hat (Hoffmann 1948).

Die in Einzelheiten oben wiedergegebenen Vorschriften für den Stationsdienst der Studenten stimmen in vielen Einzelheiten fast wörtlich mit denen überein, die aus Montpellier und Paris bekannt sind. Die Änderung der Ausbildung in diesen Schulen hat gleichzeitig im Jahre 1795 begonnen. Die Annahme einer Übertragung der Ausbildungsprinzipien durch den eigentlichen Begründer der Berliner Pépinière, *Goercke,* wird durch dessen Studienreisen in den Jahren 1787-1789 wahrscheinlich, müßte aber durch genauere Untersuchungen noch gesichert werden.

Eine große Anzahl der bedeutenden deutschen medizinischen Wissenschaftler hatte ihre Ausbildung in den militärärztlichen Bildungsanstalten erhalten. In vielen ihrer Biographien wird ihre Tätigkeit als Unterarzt erwähnt oder teilweise auch ausführlich geschildert. Die in der folgenden Liste aufgeführten Militärärzte haben mindestens eine Entdeckung von *Weltrang* gemacht, die in die Bibliographie von Garrison und Morton aufgenommen worden ist (Morton 1983). Die Zahlen in Klammern geben die Anzahl der Nennungen an.

E. v. *Behring*   (6),   G. T. A. *Gaffky*   (1),   J. K. A. E. A. *Goldscheider*   (3), H. L. F. v. *Helmholtz* (9), E. *Hoffmann* (2),   F. A. T. *Hueppe* (1),   E. v.   *Leyden* (5), F. A. J. *Löffler* (5),   F. J. *Marchand* (3),   C. W. H. *Nothnagel* (3),   A. *Passow* (1), R. F. J. *Pfeiffer* (3),   K. B.   *Reichert* (2),   H. *Schmidt-Rimpler* (1),   R. *Virchow* (19), F. C. L. v. *Winckel* (1).

Tabelle 1.   Anzahl der in Morton (1976) aufgenommenen Arbeiten

1820	30	40	50	60	70	80	90	1900	10	1920
	–	1	8	9	9	7	13	14	1	3

Erstaunlich ist die Verteilung der Erscheinungsjahre der in die Bibliographie der Weltliteratur aufgenommenen Arbeiten der vor 1900 ausgebildeten deutschen Militärärzte. Die 1. Arbeit ist die 1837 erschienene Dissertation von Reichert, der 1836 promoviert wurde. Sie stammt aus dem Gebiet der vergleichenden Anatomie. In den 6 Jahrzehnten bis zum Ende des Jahrhunderts wurden jeweils zwischen 7 und 14, im Mittel 10 Arbeiten von Absolventen der militärärztlichen Bildungsanstalten aufgenommen. Sie stammen von 16 Autoren. Wegen der nach 1868 von jährlich 18 auf 25 und auf 46 nach 1880 ansteigenden Zahl von Aufnahmen in das Friedrich-Wilhelms-Institut ist für diese Zeit ein Bezug der Anzahl der ausgezeichneten auf die der ausgebildeten Absolventen nur nach aufwendigen Nachforschungen möglich. Zwischen 1830 und 1860 wurden etwa 540 Zöglinge aufgenommen, von denen 7, also mehr als 1% Weltrang als Forscher erreichten. Ohne wesentliche Schwankung hielt die wissenschaftliche Produktivität der Berliner Militärärzte bis zum Ende des jetzigen Beobachtungszeitraums im Jahre 1900 an.

Die zu Anfang der Darstellung der militärärztlichen Bildungsanstalten von Berlin gestellte Frage kann somit annäherungsweise beantwortet werden. Etwa 50 Jahre nach der Gründung setzte eine über mindestens 60 Jahre konstant anhaltende Produktion wissenschaftlicher Höchstleistungen ein. Beide Zeiträume sind länger als die der zur gleichen Zeit begonnenen Reformen der französischen Medizin.

Unterärzte an bayerischen Universitäten

Von Ziemssen, der von 1863 bis 1874 Professor der klinischen Medizin in *Erlangen* war, führte die Unwirksamkeit der Klinik auf das Fehlen an methodischer Beobachtung und der mangelnden Beherrschung der dafür erforderlichen Untersuchungstechniken zurück. Er hat daher 1868 in *Erlangen* die Institution der *Unterärzte* eingeführt und diese nach seiner Berufung auf den 2. medizinischen Lehrstuhl in München zunächst dort weitergeführt (Pagel 1901; v. Ziemssen 1879).

Die Unterärzte hatten während dieses jeweils 6 Monate dauernden Ausbildungsabschnitts die Verpflichtung, im Krankenhaus bei freier Station zu wohnen und bestimmte Obliegenheiten zu erfüllen. Dazu gehörten:
- Durchführung und Protokollieren aller Untersuchungen bei den ihnen zugeteilten Kranken, über die sie während ihres gesamten Aufenthalts orientiert sein mußten;
- Durchführung therapeutischer Verrichtungen wie Injektionen, Katheterisierung und Ausschreiben der Rezepte;
- Teilnahme an allen Visiten.

Sie wurden bei den Diskussionen mit ihrem Lehrer zum Aufgreifen und Bearbeiten wissenschaftlicher Untersuchungen und zum Literaturstudium angeregt. Durch eine 4 wöchige Rotation wurden sie in allen Gebieten des jeweiligen Fachs (Chirurgie oder innere Medizin) ausgebildet. „Auch in das theoretische Studium kommt jetzt mehr Verständnis und Methode und befähigt den Klinicisten in der Folge ungewöhnliche Krankheitsbilder und Phänomene, die ihm neu sind, richtig anzugreifen und zu studieren".

Das Hauptgewicht legte v. Ziemssen auf das Erlernen der wissenschaftlichen Methode des Untersuchens, des Beobachtens und des Denkens, die dem Studenten durch die unausgesetzte Beschäftigung mit dem Kranken und durch den täglichen nahen Verkehr mit dem Direktor in Fleisch und Blut übergeht:
„Es gibt keine Medicin der Praktiker und der Theoretiker, es gibt nur *eine* Medicin und das ist die wissenschaftliche.„

Weniger Gewicht legte er bei den „Klinicisten" auf die positive Bereicherung ihres Wissens und ihrer Erfahrung, obwohl auch diese bei gründlicher Beobachtung von 400–500 Kranken, die etwa während jeden Semesters die innere Abteilung passieren, für Anfänger wichtig genug seien.

Weitere Vorteile sieht v. Ziemssen im Entstehen freundschaftlicher Arbeitsbündnisse unter den Studenten, die sich bei den gemeinsamen Arbeitsabenden im Krankenhaus bilden. Letztere würden an die Stelle der damals bei den Studierenden üblichen Wirtshausabende treten. Aus jener „Lauheit" und jenem „Indifferentismus", die sich beim „sclavischen Absitzen der Vorlesungen" und dem „bequemen Anhören klinischer Vorträge", das schon als hohe Arbeitsleistung erschiene, ergeben, werde ohne Zwang eine selbstverständliche Pflichterfüllung und Arbeitsamkeit (v. Ziemssen 1874, S. 15-17). Das Gewinnen von Gewandtheit und Sicherheit im Dozieren sei eine weitere Folge. Dies entspricht weitgehend der französischen Ausbildung nach 1794, es fehlt jedoch die Auswahl der besten Studenten durch eine Prüfung.

Größter Nachteil war die Begrenzung dieser Art des Praktizierens auf einen Teil der Praktikanten. Von Ziemssen konnte in seiner Klinik, einschließlich der nur für Fortgeschrittene offenen Tätigkeit in der Poliklinik, pro Jahr nur 10 Studenten als Unterarzt aufnehmen. Bis 1873/74 war in Erlangen die Gesamtzahl der Medizinstudenten auf fast 120 angestiegen, so daß etwa nur 1/3 die Gelegenheit zur Tätigkeit als Unterarzt gehabt hätte. In der Publikation gibt v. Ziemssen an, daß nicht alle Meldungen befriedigt werden konnten. Nach seinem späteren Urteil schränkte das Fehlen der vollen Verantwortlichkeit der Unterärzte den erzieherischen Wert dieser Einrichtung ein (v. Ziemssen 1898, S. 25): die Unterärzte seien „eben nur ausführende, nicht selbständig ordinierende Ärzte". Außerdem enge das graue Examensgespenst ihre Studien ein.

Über die Fortsetzung der Institution der Unterärzte nach der Berufung v. Ziemssens auf den 2. Lehrstuhl der Medizinischen Klinik in *München* im Jahre 1874 sind einige Einzelheiten bekannt. Anläßlich der Einweihung des von ihm geplanten medizinisch-klinischen Instituts im Jahre 1878 konnte er berichten, daß in seinem mit etwa 500 Patienten belegten Krankenhause pro Semester 14, d. h. pro Jahr 28 Unterärzte tätig waren (v. Ziemssen 1879). Bei einer Gesamtzahl von mehr als 320 Studenten in allen 8 Semestern in München hatte somit wieder rund ein Drittel der Studenten Gelegenheit, an dieser Ausbildung teilzunehmen.

Es ist mir nicht bekannt, ob diese Einrichtung außer in Berlin und München auch an anderen Universitäten geschaffen wurde und wie lange sie in München Bestand hatte. Flexner führt 1912 an, daß die früher in München übliche praktische Tätigkeit während des Studiums nach der Einführung des praktischen Jahres entfallen sei (Flexner 1912, S. 177). Auch nach E. Hoffmann diente das für ihn „wundervolle Jahr praktischen Krankendienstes", das er 1892 an der Charité in Berlin absolviert hatte, als Vorbild für das 1901 eingeführte praktische Jahr (Hoffmann 1948). Von Ziemssen war 1885-1902 Inhaber des 1. Lehrstuhles der Medizinischen Klinik in München. Er hatte sich für die Übernahme der Aufgaben der Unterärzte in das praktische Jahr ausgesprochen und 1898 die Einrichtung von Kursen mit induktiver Methode empfohlen. Größeren Anklang fand die von ihm vorgeschlagene kursorische Teilnahme der Praktikanten an den Abendvisiten, die er aber besonders wegen des Mangels an zusätzlichen Lehrkräften schon 1874 abgelehnt hatte. Die Beschreibung der Durchführung der Abendvisite durch Naunyn wurde eingangs (S. 10) erwähnt.

Billroth bespricht die Pläne v. Ziemssens ausführlich (Billroth 1876, S. 96-106). Er hält die Arbeit von 1874 für den „bedeutungsvollsten Artikel". Der bisherige Unterricht in der deutschen Klinik ist nach der Ansicht Billroths der beste der Welt. Der Grund für die Kritik v. Ziemssens am Erfolg der klinischen Ausbildung liege in dem dem deutschen Nationalcharakter entsprechenden Streben nach mehr Bildung, als der einzelne oder der Staat bezahlen könne. Unbemittelte, vielleicht auch noch wenig begabte und schlecht vorgebildete junge Leute, die das teure Medizinstudium nicht bezahlen könnten, auszubilden, sei eine Aufgabe, an der selbst die hervorragendsten deutschen Professoren scheitern dürften. Er hält den Plan v. Ziemssens für vortrefflich, jedoch räumlich und personell für zu aufwendig. Der einzelne Arzt käme den Staat so teuer zu stehen, daß nur ein besonders gescheites Parlament ihn wegen solcher Mehrausgaben nicht angreifen würde. Wegen der hohen Belastung der Patienten, in die sich zudem mehrere Lehrer teilen müßten, sei der Plan undurchführbar. Das gebe eine „höllische Existenz für die Kranken, wenn sie als klinisches Material wie eine Zitrone diagnostisch ausgepresst würden". Er würde lieber seine Klinik niederlegen als solche Zustände heraufbeschwören.

Einen erzieherischen Vorteil erkennt Billroth im Erlanger Modell nicht. In einer vortrefflichen Klinik, wie etwa bei der von Traube, zuzuhören und zuzusehen, bringe vortreffliche Erfolge, wenn der Student Zeit und Geld dafür verwenden könne.

Es ist verständlich, daß *Osler*, der ein anderes Verständnis vom Wert der Fallmethode hatte, am 4.10.1892 in seiner Festrede zur Eröffnung der neuen Universitätsklinik in *Minneapolis* die „Medizinschulen" der 3 bayerischen Universitäten als Musterbeispiele darstellt. In Amerika brachte zu dieser Zeit eine uneingeschränkte Produktion Ärzte hervor, die vor ihrem Studienabschluß nie auf einer Krankenstation gearbeitet hatten. Tödlich sei – nach den Worten von J. H. Newman – ein akademisches System, bei dem die Hochschullehrer keinen persönlichen Einfluß auf die Studenten ausüben würden, führte Osler weiter aus. Im Gegensatz dazu stünden beispielhaft die Ausrüstungen der Laboratorien und die weltbekannten Lehrer der bayerischen Universitätskliniken. Als Ziel für die erforderliche, voll umfassende und langdauernde klinische Ausbildung gibt Osler 1892 das durch einen engen Kontakt zwischen Student und Patient auf der Station kritisch erarbeitete exakte Können an. Er stellt diesem die von ihm abgelehnte verschwommene („cloudy") Wissensvermittlung im Hörsaal gegenüber (Osler 1904).

Osler hatte 1872 bis 1874 die europäische Medizin in London und auf dem Kontinent kennengelernt und diese Erfahrungen bis 1892 durch 5 Studienreisen von jeweils 2–4 Monaten Dauer sowie durch Kongreßbesuche erweitert. Ob, wie und wie genau Osler dabei die Einrichtung des Unterarztes in Erlangen oder München kennengelernt hat, wissen wir (noch) nicht genau. In Erlangen hat er im Sommer 1890 Prof. Strümpell, den 2. Nachfolger v. Ziemssens, besucht. Dieser bespricht in seiner Autobiographie ausführlich nur die Erziehung durch die klinische Hauptvorlesung in Erlangen (Strümpell 1925, S. 165). Im allgemeinen beurteilt Osler die von ihm in Deutschland erlebten klinischen Vorlesungen schlecht. Den hohen Stand der deutschen medizinischen Wissenschaft und Ausbildung führt Osler auf die Tatsache zurück, daß die Krankenstationen zu Forschungslaboratorien geworden waren (Cushing 1925, Bd. 1, S. 225).

Es ist unwahrscheinlich, daß Osler die Publikationen über den Unterarzt entgangen sind, da der Umfang und die Tiefe seiner Literaturstudien von keinem Kliniker seit dem vergangenen Jahrhundert übertroffen wurden. Auf seine Prägung durch die Fallmethode in seiner Ausbildung und frühen Lehrtätigkeit wurde bereits verwiesen. Charakteristisch für die Weltoffenheit Oslers ist seine Bemerkung (Zitat), die auf die Entwicklung der Fallmethode über die Jahrhunderte hinweg bezogen werden kann:

„Literature and science know no country and acknowledge no sovereignty but that of the mind, and no nobility but that of genius" (Literatur und Wissenschaft kennen kein Land und anerkennen keine Herrschaft als die des Geistes und keinen Adel als den des Genies).

Abraham Flexner fand während seiner Studienreise in Deutschland im Sommer 1910 als einzige Spur einer Ausbildung, die der der Unterärzte vergleichbar gewesen wäre, die der Studenten an der Poliklinik in München. Sie mußten während eines Semesters 2 mal wöchentlich für je 1 Stunde neue Patienten unter der Anleitung eines Assistenten untersuchen und eine Verdachtsdiagnose stellen (Flexner 1912, S. 182). Im Gegensatz zu den Räumen, die Haindorf in den Krankenhäusern von Paris für die Benutzung der „internes" beschreibt, sind in den ausführlich dokumentierten Bauplänen der 1910 in Betrieb genommenen neuen Poliklinik in München, die Flexner erwähnt, keine Räume für die Benutzung durch Studenten oder für ihren Aufenthalt während der Nacht enthalten. Als Poliklinik hatte das Haus 36 Betten für stationäre Patienten (May 1911). Bei einer Gesamtzahl von 36 Assistenten und Volontärärzten gab es im Dachstock Unterkunftsräume für 17 Ärzte. Für den demonstrativen Unterricht gab es 7 Hörsäle, von denen 2 mit Spiegelplätzen für 52 Teilnehmer in den laryngologischen oder ophthalmologischen Kursen ausgestattet waren.

Eine Tätigkeit als „Unterarzt" wurde im *1. Weltkrieg* allgemein üblich, um dem Ärztemangel abzuhelfen. Medizinstudenten übernahmen wegen des Mangels an Ärzten nach dem Ablegen der Vorprüfung die Tätigkeit von Truppenärzten weitgehend selbständig (Hagen 1978). Entsprechend dem allgemeinen Urteil hat selbst eine so unabhängige Persönlichkeit wie *Hagen* dies als zu früh angesehen. Schon allein die nach 60 Jahren noch möglichen Schilderungen der klinischen Einzelheiten zahlreicher Fälle zeigt, daß die Erfahrung dieser Jahre tatsächlich „in Fleisch und Blut übergegangen" war (Hagen 1978, S. 27–48).

Unmittelbar nach dem Ende des Krieges wurde allerdings der Schluß gezogen, daß im Verhältnis zwischen praktischer und theoretischer Ausbildung der theoretischen Vorlesung der Vorzug zu geben sei, der „Ruf nach praktischen Übungen treffe in seiner Allgemeinheit nicht das Richtige" (Fischer 1919, S. 24). Der Frankfurter Pathologe *Fischer* führt weiter aus: „Sind nur einmal die sicheren Grundlagen des Wissens vorhanden, so bringt das Leben nachher von selbst schon praktische Erfahrung, technische Fertigkeiten lassen sich leicht noch später ergänzen und nachlernen. Fast niemals dagegen werden die wissenschaftlichen Grundlagen später nachgeholt, wenn sie einmal fehlen. Auch Fortbildungskurse helfen da kaum etwas" (Fischer 1919, S. 25). " Was bis zur Prüfung versäumt ist, bleibt als Lücke dauernd bestehen und diese Lücken vergrößern sich, wie wir ja wissen, mit der Zeit fortlaufend durch das nachlassende Gedächtnis".

Die Approbationsordnung für Ärzte und ihre Vorgänger

Mit der Einführung der Approbationsordnung für Ärzte im Jahre 1970 entfiel die bisherige Verpflichtung der Medizinstudenten, wenigstens im Rahmen der Prüfungen in den klinischen Fächern einen schriftlichen Fallbericht erstellen zu müssen. Fallbeschreibungen sind aus den heutigen Lehrbüchern fast völlig verschwunden. Im Gegensatz dazu enthielt noch das *Lehrbuch der Differentialdiagnose innerer Krankheiten* von Matthes u. Curschmann (1950), das zwischen 1919 und 1950 in 13 Auflagen erschienen ist, auf jeder 3. Seite Fallbeschreibungen aus den klinischen Erfahrungen der Autoren.

Abgesehen von den wenigen Ausnahmen in Berlin und München waren die deutschen Medizinstudenten in der Zeit des Kaiserreichs nicht verpflichtet, sich während ihrer Grundausbildung an der Betreuung von Patienten zu beteiligen. Sie mußten auch nicht übungsmäßig Fallberichte erstellen oder analysieren. Diese Aktivitäten waren 1795 in Frankreich und 1900 in Nordamerika in das Medizinstudium eingeführt worden, in England sind sie seit dem Mittelalter wesentlicher Teil der Ausbildung zum Arzt.

Die deutschen Prüfungsordnungen des 19. Jahrhunderts zeigen, welche Leistungen am Krankenbett am Ende der Ausbildung zu erbringen waren. Es sollen daher die in Deutschland nach der Einführung des klinischen Unterrichtes gültigen Prüfungsordnungen unter besonderem Bezug auf die Fallmethode besprochen werden.

Mit dem Reglement des Preußischen Staates für das medizinische Studium vom 26.11.1825 wurde die Dauer des Medizinstudiums von 3 auf 4 Jahre verlängert und das Ablegen einer Prüfung in den Naturwissenschaften und in Logik vor dem Dekan der Philosophischen Fakultät zu einem beliebigen Zeitpunkt vor der Meldung zur Promotionsprüfung gefordert (Kletke 1874). Damit sollte eine gründliche wissenschaftliche Bildung der Ärzte gesichert werden und bewirkt werden, daß die Studierenden nicht zu früh ohne die erforderlichen theoretischen Kenntnisse zu den praktischen Studien übergehen und genügend Zeit haben, um die 1825 an fast allen preußischen Universitäten bestehenden praktischen Institute gehörig benutzen können. Die Tabellen 3–5 enthalten die Entwicklung des Studiums.

Eine grundsätzliche Änderung der ärztlichen Aufgaben hat die *Prüfungsordnung von 1825* eingeleitet (Becher 1905 a, S. 1006). Mit ihr wurde es dem studierten Arzt ermöglicht, in der Staatsprüfung chirurgisches Können zu erweisen. Die Ausbildung und Zulassung von Wundärzten in 2 Klassen bestand bis 1852. Mit dem Gesetz vom 8.10.1852 wurden in Preußen keine „Medici puri", also Ärzte, die nur innere Kuren durchführten, mehr approbiert. Jeder approbierte Arzt war gehalten, die Approbation als praktischer Arzt, Wundarzt und Geburtshelfer zu erwerben. Die wissenschaftlich vorgebildeten und auf der Universität ausgebildeten Ärzte mußten ab 1852 die gesamte Heilkunde beherrschen. Um den bis 1850 in besonderen Akademien ausgebildeten Wundärzten den Zugang zum einheitlichen Ärztestand zu ermöglichen, wurde mit der Gewerbeordnung von 1869 die Verpflichtung der „Cursisten", also der Wundärzte, gestrichen, vor dem Eintritt in die ärztliche Staatsprüfung die Promotion zum Doktor der Medizin von einer medizinischen Fakultät zu erhalten. Mit der letzten Approbation als Arzt eines früheren Wundarztes im Jahre 1872 war die Begründung für den Wegfall der vorausgehenden Promotion überflüssig geworden (Becher 1905 a, S. 1006).

Die Abtrennung der Ausbildung in den naturwissenschaftlichen und in den medizinischen Grundlagenfächern Anatomie und Physiologie erfolgte in Preußen mit der Einführung des Tentamen physicum am 19. Februar 1861. Dieses war frühestens nach dem Schluß des 4. und spätestens vor Beginn des 7. Studiensemesters bei einer gesamten Studiendauer von mindestens 8 Semestern abzulegen. Da nicht wenige Studenten diese erzwungene Trennung nicht befolgten und das Physikum möglichst nahe an die Promotion heranlegten, erging am 1.12.1864 ein Erlaß, daß eine verspätete Zulassung zur Vorprüfung nicht mehr genehmigt werden dürfe.

Mit der *Regelung von 1869* wurden gleichzeitig die Qualität der medizinischen Promotionen angehoben und die lang zurückreichenden Mißstände käuflicher Promotionen aufgehoben. Mit der Aufhebung der zentralen Prüfungskommissionen in den Hauptstädten wurden staatliche Prüfungskommissionen in den Universitätsstädten eingerichtet, die mit Professoren besetzt wurden. Die Fakultäten hatten damit wieder indirekt das Recht bekommen, über die Zulassung zur ärztlichen Berufsausübung zu entscheiden. Billroth schreibt dazu, daß somit die Fakultäten, besonders die der kleinen Universitäten, durch das Reglement von 1869 nach allen Seiten nur gewonnen hätten (Billroth 1876, S. 174). Welche Möglichkeiten des Eingriffes dem Staat damit langfristig gegeben wurden, hat Billroth nicht vorhergesehen, obwohl er klar ausdrückte, daß ein Kultusminister ein Jahrhundert voraussehen müsse und daß das „Hineinerziehen eines Geistes in eine Universität eine Arbeit sei, die viele Dezennien brauche" (Billroth 1876, S. 37).

Die Staatsprüfung von 1869

Nach der Gewerbeordnung des Norddeutschen Bundes vom 21.7.1869 wurde durch Bekanntmachung vom 25.9.1869 die Staatsprüfung für die Erteilung der Approbation neu geregelt. Die folgenden Ausführungen sind der Veröffentlichung von 1874 entnommen (Kletke 1874).

Voraussetzung für die *Zulassung zur Staatsprüfung* war ein 4 jähriges Studium mit dem Abgangszeugnis der Universität und das Ablegen der Vorprüfung im 5. oder 6. Studiensemester. Als Tentamen physicum war diese am 19.2.1861 neu geregelt worden, da das am 7.1.1826 eingerichtete Tentamen philosophicum sich nachteilig auf das medizinische Studium ausgewirkt und den eigentlichen Zweck nicht erreicht hatte. Ihren Namen hatte diese Prüfung nicht von dem etwa an der Naturphilosophie ausgerichteten philosophischen Inhalt, sondern weil sie von den Professoren der philosophischen Fakultät abgenommen wurde. Zu dieser gehörten damals die Naturwissenschaften ebenso wie die mathematischen, die staatswissenschaftlichen und andere Disziplinen. Von den Fächern des früheren „Philosophicums" entfielen 1861: Logik, Psychologie, Botanik, Mineralogie und Zoologie. Im „Physicum" von 1861 wurde noch in Physik, Chemie, Anatomie und Physiologie geprüft. Die beiden letzten Fächer waren von 1852 bzw. 1856 bis 1900 nochmals im Staatsexamen enthalten. In den amtlichen Erläuterungen wird aufgrund der Auswertung der langjährigen Erfahrung ausgeführt, daß das „Philosophicum" eine Oberflächlichkeit im Studium befördere, die für die gesamte Entwicklung der jungen Leute gefährlich sei. Die Oberflächlichkeit der naturwissenschaftlichen Ausbildung und das Fehlen einer selbständigen, den ganzen Einsatz fordernden wissenschaftlichen Arbeit waren auch nach dem 2. Weltkrieg Klagen von Studenten (Renschler 1947).

Für die Zulassung zur Staatsprüfung war erforderlich „der Nachweis, daß der Candidat als Praktikant mindestens zwei Semester hindurch sowohl an der chirurgischen als auch an der medicinischen Klinik theilgenommen und ... mindestens vier Geburten selbständig gehoben hat". Eine Beteiligung an der ärztlichen Praxis in irgendeiner Form, etwa als Famulatur, war nicht vorgesehen. Eine Tätigkeit der Studenten am Patienten während der Ausbildung war somit nur in der Geburtshilfe definiert. Die Bedingungen für die Anerkennung der Teilnahme als Praktikant an den Kliniken der beiden Hauptfächer waren unbestimmt und müssen aus Erfahrungsberichten abgeleitet werden. Es ist anzunehmen, daß die Ausbildung auf die im Staatsexamen geforderten Leistungen ausgerichtet war. Der Schwerpunkt des Staatsexamens lag in den klinischen Prüfungen, die daher besonders unter dem Gesichtspunkt der praktischen Ausbildung und der Fallmethode wichtig sind und ausführlicher beschrieben werden sollen. In 4 der insgesamt 5 Prüfungsabschnitte der Staatsprüfung wurden Prüfungsleistungen am Patienten bzw. an Leichen gefordert. Das Staatsexamen im Deutschen Reich hielt Billroth nach dem Ergebnis seines umfassenden Vergleiches für das nach Inhalt und Ausdehnung schwerste im damaligen Europa (Billroth 1876, S. 220).

Drei klinische Prüfungsabschnitte

In der *chirurgischen und ophthalmologischen Prüfung* mußte „jeder Candidat zwei Kranke acht Tage lang in *Behandlung* nehmen". Die Kursteilnehmer mußten die Kranken in Gegenwart des Prüfers untersuchen, die Krankheit mit Diagnose und Prognose erklären und den *Heilplan* festlegen. In Klausur mußte ohne fremde Hilfe die Krankengeschichte in deutscher Sprache schriftlich abgefaßt werden. Es wurde den Kandidaten dazu bis spät abends unter Aufsicht des dazu bestellten Assistenzarztes Zeit gelassen. „Die erforderliche leibliche Nahrung wird aus der Oekonomie des Hauses gegen billige Vergütung gewährt", lautet der Text der Verordnung.

In den folgenden 7 Tagen hatte der Kandidat den ihm überwiesenen Kranken 2 mal täglich zu besuchen und dabei die Beschreibung des Verlaufs der Krankheit mit Angabe der Behandlung in Form eines Krankheitsjournals in seine Krankheitsgeschichte einzutragen. Diese mußte der beauftragte Assistenzarzt zwischenzeitlich in Bewahrung nehmen. Jeder der beiden Examinatoren hatte der Morgenvisite der Kandidaten mindestens 3 mal in der Woche beizuwohnen und dabei den Examinierten über andere Krankheitsfälle zu prüfen und sich von der Fertigkeit in Ausführung kleinerer chirurgischer Operationen zu überzeugen. Zusätzlich mußte der Kandidat mindestens 1 Operation an einem Leichnam, soweit diese im konkreten Falle ausführbar war, verrichten, Frakturen und Luxationen erörtern und manuell am Phantom einrichten sowie kunstgerecht einen Verband anlegen. In der *Augenheilkunde* mußte 1 Fall untersucht und über 3 Tage beobachtet werden. Die Aufgaben wurden aus den von der Kommission jährlich festgelegten 50–70 Aufgaben durch Los bestimmt.

In gleicher Weise wie in der Chirurgie wurde jeder Kandidat in der *medizinischen Prüfung* an 2 Kranken geprüft. Anstelle der Operationen mußten Aufgaben über Verordnungen sowie Dosierungen schriftlich gelöst werden.

In *Geburtshilfe* mußte eine Gebärende in Gegenwart eines der Prüfer vor der Entbindung untersucht, die Diagnose, Prognose und das Entbindungsverfahren festgelegt und die bei einer normalen Geburt erforderlichen Hilfen selbst ausgeführt werden. Operationen bei normwidriger Geburt blieben dem Direktor der Gebäranstalt überlassen, der Kandidat wurde nur zur Assistenz herangezogen. Die Krankengeschichte war ohne fremde Hilfe in deutscher Sprache abzufassen, konnte aber gegen Versicherung an Eides Statt zu Hause ausgearbeitet werden und mußte mit Ergänzung durch Beobachtungen über die ersten 7 Tage des Wochenbettes fortgeführt werden. Zusätzlich mußte der Kandidat während dieser Woche über andere, auch gynäkologische Patientinnen geprüft werden und eine technische Prüfung am Phantom ablegen.

Prüfungen in den Grundlagenfächern

Die Prüfungen in den Grundlagenfächern sind in einem besonderen Prüfungsabschnitt zusammengefaßt, der einen anatomischen, einen physiologischen und einen pathologisch-anatomischen Teil hat. Außer extemporierten Vorträgen über die durch Los bestimmten Prüfungsaufgaben mußte ein anatomisches Nervenpräparat und ein histologisches Präparat vom Kandidaten selbst angefertigt werden. Im *pathologisch-anatomischen* Teil der Staatsprüfung hatte der Kandidat die Sektion einer Leiche oder mindestens eines Leichenteils zu machen, darüber ein Protokoll zu diktieren und ein histologisches Präparat des Falles mit Hilfe des Mikroskops zu demonstrieren.

Letztlich waren in einer *mündlichen Schlußprüfung* die Kenntnisse nachzuweisen, die ein Arzt benötigt, der eine Praxis in allen Fächern der Medizin ausübt. Voraussetzung für die Teilnahme an diesem letzten Teil der Prüfung war das Bestehen aller anderen Prüfungsabschnitte mit mindestens dem Prädikat „gut". Es wurde gefordert, daß in dem einmal jährlich abgehaltenen Prüfungstermin bis zu 100 Kandidaten geprüft werden können, bei Überschreiten dieser Zahl mußte eine weitere Prüfungskommission eingesetzt werden.

Mit der Prüfungsordnung von 1869, die mit Bekanntmachung des Reichskanzlers vom 28.6.1872 von den zum Deutschen Reich vereinigten süddeutschen Staaten übernommen wurde, entfiel die dort nach der 1. Staatsprüfung und vor dem 2. Staatsexamen geforderte 1jährige praktische Ausbildung. Diese wurde meist an der Universitätsklinik abgeleistet und in Bayern Biennium practicum bzw. später Annus practicus, in Württemberg „Referendärsjahr" genannt. Der dadurch eingetretene Mangel in der Ausbildung führte schon 1878 zur Forderung der Wiedereinführung des praktischen Jahrs (v. Ziemssen 1891), was dann auch mit der Prüfungsordnung von 1901 erfolgte. In Sachsen war 1865 ein fakultatives einjähriges

„hilfsärztliches Externat" eingeführt worden, für das am 5.10.1880 eine neue Regelung erlassen wurde und das bis zur Einführung des praktischen Jahrs bestanden hat.

Erweiterungen der Prüfungen zwischen 1869 und 1969

Die Prüfungsordnung von 1869 wurde durch die Bekanntmachung vom 2.6.1883 nur geringfügig erweitert. Die Studiendauer wurde von 8 auf 9 Semester verlängert. In die jetzt „ärztliche Vorprüfung" genannte Prüfung (seit 1861 Tentamen physicum) nach dem 2. Studienjahr wurde als 5. Teil eine Prüfung in Zoologie und Botanik aufgenommen. Zusätzlich gefordert wurde eine Teilnahme als Praktikant an der geburtshilflichen Klinik für 2 Halbjahre und an der Klinik für Augenkrankheiten über 1 Halbjahr. Als neuer Prüfungsabschnitt wurde in die ärztliche Prüfung eine Prüfung in Hygiene eingeführt. Die Bedingungen der klinischen Prüfung wurden nicht verändert.

In einer umfassenden Studie hat *Steudel* die Einführung neuer Prüfungsfächer zwischen 1869 und 1969 dargestellt (Steudel 1973). Er hat die Zeit zwischen der ersten publizierten Forderung nach der Einführung eines Faches und der Aufnahme in die Ausbildungs- bzw. Prüfungsordnung untersucht. Für diese Innovationszeit ermittelte er einen Durchschnitt von 42 Jahren. Nach dem Urteil von Steudel sind nur 17 der von ihm ausgewerteten 718 Reformvorschläge methodisch begründet, 97,6% beruhen auf Meinungen und Eindrücken, die nicht kritisch bearbeitet wurden, oder stellen unreflektierte Wünsche der Autoren dar.

Zwischen 1869 und dem Ende der Gültigkeit der Bestallungsordnung wurden Prüfungen am Krankenbett in den folgenden Fächern eingeführt: Psychiatrie 1901, Kinderheilkunde und Haut- und Geschlechtskrankheiten Mai 1918, Hals-Nasen-Ohrenkrankheiten August 1919, Neurologie Dezember 1942, Orthopädie September 1953. Der Besuch der Kliniken der bis 1919 in die Prüfungen eingeführten Fächer war schon 1901 zur Pflicht gemacht worden, Orthopädie folgte erst 1953. Für 7 Disziplinen (davon 4 klinische) wurde der Besuch von Kursen zum Erlernen der Untersuchungstechnik zwischen 1924 und 1939 zur Pflicht gemacht.

Die Prüfungsordnung für Ärzte von 1901

Diese brachte wichtige Änderungen der klinischen Ausbildung und Prüfung (Joachim u. Korn 1914). Außer dem Reifezeugnis der humanistischen Gymnasien berechtigte jetzt auch das der Realgymnasien zur Zulassung zur ärztlichen Prüfung. Die ärztliche Vorprüfung konnte erst nach 5 Halbjahren abgelegt werden. Neu war, daß der Meldung zur Vorprüfung der Nachweis über die regelmäßige Teilnahme an den Präparierübungen über 2 Halbjahre und über je 1 Halbjahr an den mikroskopisch-anatomischen Übungen sowie an einem physiologischen und chemischen Praktikum beizufügen war. Zoologie und Botanik wurden getrennt bewertete Prüfungsfächer. In der anatomischen Prüfung waren 1 makroskopisches und 2 mikroskopische Präparate regelgerecht anzufertigen. Alle übrigen Prüfungsteile bezogen sich auf den mündlichen Nachweis der Kenntnisse.

Für die Zulassung zur ärztlichen Prüfung nach 10 Semestern wurde die Teilnahme als Praktikant an der medizinischen Poliklinik und an der Kinderklinik sowie an den Kliniken der Psychiatrie, für Hals-Nasen-Ohren-Krankheiten und für Hautkrankheiten gefordert. Die Durchführung der Kliniken war nicht geregelt, die Klinik blieb demonstrativ wie bei Boerhaave. Diese Ausbildung wurde nicht nur von Deutschen, sondern auch von Ausländern kritisiert, die sich in Deutschland nach der Möglichkeit der Übernahme von wissenschaftlichen Errungenschaften umsahen (Flexner 1912, S. 145–187). Ab 1901 wurde zusätzlich 1 Tag lang an einem Patienten in der Psychiatrie geprüft. Ohne besondere Prüfungsteile waren die klinischen Prüfungen in Chirurgie und Medizin auf Kenntnisse in Hals-Nasen-Ohren-Krankheiten sowie Haut- und Geschlechtskrankheiten auszudehnen. Die Beobachtungsdauer für die 7 Patienten wurde von 7 auf 4 Tage, in der Summe somit von 37 Tagen auf 22 Tage reduziert, was 60% der Zeit von 1869 entsprach. Nach heftigen Diskussionen in den vorangegangenen Jahren entfiel in der abschließenden ärztlichen Prüfung eine Prüfung in den Grundlagenfächern Anatomie und Physiologie, die im Staatsexamen jetzt nur noch in der Vorprüfung geprüft wurden.

Die wichtigste Änderung von 1901 war die Wiedereinführung des *praktischen Jahrs* nach Bestehen der ärztlichen Prüfung. Außer der Beschäftigung über „ein drittel Jahr" vorzugsweise in der Behandlung von inneren Krankheiten (§ 59) war 1901 nichts über die Durchführung des praktischen Jahrs festgelegt. Der Kandidat sollte seine „praktischen Kenntnisse und Fähigkeiten vertiefen und fortbilden und ausreichendes Verständnis für die Aufgaben und Pflichten des ärztlichen Berufes zeigen". Mit Erlaß vom 7.7.1908 wurden genauere Anweisungen gegeben. Für die ordnungsgemäße Ausbildung wurde der Klinikdirektor verantwortlich gemacht, der dem zwar „Kandidaten" genannten, nach der Ableistung des praktischen Jahrs jedoch nicht mehr zu prüfenden Teilnehmer eine Anweisung über die Art und Ausdehnung der Beschäftigung zu erteilen hatte. Dabei mußten ihm nicht weniger als 12 Kranke zugeteilt werden, über die täglich Besprechungen am Krankenbett stattfinden mußten. Bei fehlendem Eifer konnte die Zentralbehörde eine Verlängerung der Dauer anordnen.

Flexner charakterisiert sein Urteil über das praktische Jahr mit dem Vergleich, daß es eine Maßnahme darstelle, die getroffen wird, nachdem das Kind in den Brunnen gefallen sei („locking the stable after the horse has strayed" Flexner 1912, S. 180). Er fragt: „Wie soll der Student nach 3 Jahren der Passivität plötzlich für 1 Jahr aktiv werden?" Sowohl die Relation der Zeitdauer zwischen passiver und aktiver Phase der Ausbildung, als auch deren Abfolge hält er für falsch.

Das praktische Jahr wurde dann 1939 wieder abgeschafft und die praktische Ausbildung ins Studium verlegt. Dazu wurde eine Krankenpflegezeit von 6, später 4 Monaten und eine Famulatur von 6 Monaten zur Pflicht gemacht. In den Richtlinien vom 29.7.1942 wurde betont: „Nach Wegfall des praktischen Jahres bildet die praktische Ausbildung als Famulus einen besonders wichtigen Teil der Ausbildung für den ärztlichen Beruf.„

Mit derselben Begründung wie 1901 wurde das praktische Jahr dann wieder in die Approbationsordnung von 1970 aufgenommen, nachdem es in der Zwischenzeit zur zunächst 1 jährigen und dann zur 2 jährigen Pflichtassistentenzeit bzw. Medizinalpraktikantenzeit umgewandelt worden war. Der Unterschied bestand v. a. darin, daß die zu einer Ausbildung gehörenden Merkmale wie Ausbilder, Mindestbedingungen der Tätigkeit und abschließender Befähigungsnachweis durch eine Prüfung oder durch ein qualifizierendes Zeugnis fehlten.

Vergleich der deutschen Staatsprüfungen 1869–1970

Die Bedingungen für die fallbezogenen Prüfungen wurden 1970 gegenüber den früheren Prüfungsordnungen so stark reduziert, daß ein Vergleich kaum mehr möglich ist. Nach der Regelung von 1825 mußten in der Staatsprüfung in Preußen jeweils 2 Patienten in der inneren Medizin und in der Chirurgie untersucht und behandelt werden. Nach der Regelung von 1857 hatte sich die Behandlung und Beobachtung der 4 Patienten über 14 Tage zu erstrecken, während denen die Patienten 2 mal täglich zu besuchen waren. Nach der Prüfungsordnung von 1869 mußte der Kandidat 3 mal über jeweils 8 Tage kontinuierlich jeweils 1 oder 2 Patienten ständig beobachten und darüber Aufzeichnungen führen, die Teil der Prüfungsleistung waren. Ein weiterer Patient mußte in der Augenheilkunde oder ersatzweise in der Chirurgie über 3 Tage beobachtet werden. Abgesehen von den eigentlichen Fallprüfungen an jedem der 6 Patienten wurde der Kandidat an weiteren 12 Tagen bei der Morgenvisite über seine Prüfungsfälle, aber auch über andere Patienten examiniert.

Diese Prüfungen auf den Stationen waren für die Klinik wichtig, nach den Worten von *Naunyn* aber auch „eine schwere Last" (Naunyn 1925, S. 433). In Straßburg, wo Naunyn 1888–1904 war, mußte seine Abteilung mit insgesamt 135 Betten (S. 409) ungefähr 250 Kranke für die Prüfung stellen. „Das sind schwere acht Tage für den Kranken, er kommt nicht zur Ruhe" (S. 433). Mit der Weigerung, keine weiteren Patienten für das Staatsexamen zu stellen, konnte er erreichen, daß auch die nichtklinischen Abteilungen des Krankenhauses in das Staatsexamen und in gewissem Umfange auch in die diagnostischen Kurse einbezogen wurden, was ihm zuvor abgelehnt worden war. Insgesamt mußten in Straßburg zu dieser Zeit 100–160 Kandidaten jährlich geprüft werden.

Eine zeitliche Beobachtung des *Verlaufs der Examensfälle* entfiel mit der Approbationsordnung von 1970 völlig. In der Prüfung nach der Bestallungsordnung in der Fassung von 1965 wurde der Kandidat in 8 klinischen Fächern an 11 Patienten während 14 Tagen geprüft. Die gesamte Anzahl der *Prüfungstage mit Patientenbezug* wurde somit von 27 im Jahre 1869 auf 19 nach 1901, 14 nach 1965, entsprechend 52%, und nach 1970 auf 1 Tag = 4% reduziert. Die Länge der *Beobachtungsdauer* wurde von 14 Tagen vor 1869 über 7 Tage nach 1869, 4 Tage im Jahre 1901 auf 0 Tage ab 1970 herabgesetzt. Verlaufsbeobachtungen, vor 1901 sogar noch mit der Auflage der *Behandlung* der Patienten in Chirurgie und innerer Medizin, wurden 1857 über 56 Patiententage, 1869 über insgesamt 37 Patiententage, 1901 über 22 und 1965 noch über 3 Patiententage (in Geburtshilfe und in Kinderheilkunde) während der Prüfung gefordert.

Nach der derzeitigen Regelung werden die Prüflinge im 3. Abschnitt der ärztlichen Prüfungen in den 3 Fächern ihres praktischen Jahrs am Patienten geprüft. Jede Prüfung darf für 4 Kandidaten nicht länger als 3 Stunden dauern. Pro Fall und Kandidat stehen somit etwa 45 Minuten Prüfungszeit zur Verfügung, in denen bei der Mehrzahl der Fakultäten auch die Abnahme des Patienten enthalten ist. Ein schriftlicher Fallbericht wird nicht gefordert. Es kann nach den heute vorliegenden

Tabelle 2. Übersicht über die ärztliche Prüfung 1869–1970

	1869	1901	1965	1970
Vorklinische Fächer	2	0	0	0
Klinisch-theoretische Fächer	2	2	5	*
Nichtklinische Prüfer	4	2	4– 6	*
Klinische Fächer	3	5	8	3
Klinische Prüfer	7	8	12–13	3–5
Anzahl der Fälle	6	7	10	1–3
Prüfungstage mit Fall	27	19	14	1
Beobachtungstage der Fälle	37	22	3	0
Schriftliche Berichte	6	7	10	0
Schriftliche Prüfungen				3
Zahl der Fragen mit Auswahlantw.				980
Gesamtzahl der Stoffgebiete				48

* Mit der Approbationsordnung für Ärzte vom 28.10.1970 wurden die mündlichen Prüfungen mit Ausnahme eines Prüfungstages im dritten Abschnitt der ärztlichen Prüfung durch schriftliche Prüfungen mittels Fragen mit Auswahlantworten ersetzt. Es wird daher die Gesamtzahl der Fragen und der in der Prüfungsordnung abgrenzbaren Stoffgebiete angegeben.

Erkenntnissen über die Leistungsmessung in der Klinik angenommen werden, daß eine Prüfung an etwa 8–10 Patienten erforderlich ist, um zuverlässige und gültige Aussagen über die Leistungsfähigkeit in der Fallbetreuung machen zu können.

Eine 1985 von *Heimpel* durchgeführte Umfrage unter allen deutschen Fakultäten ergab, daß etwa bei 1/3 davon eine Niederschrift von Krankengeschichte und Epikrise gefordert wird (Heimpel 1985). Auf die Frage „Wird eine Niederschrift gefordert?" antworteten von den angeschriebenen 26 Fakultäten 7 mit „Ja", 11 mit „Nein" und 3 mit „Verschieden". 3 Fakultäten gaben keine Antwort ab. Bei 11 Fakultäten wird 1 Patient, bei 7 mehr als 1 Patient zugeteilt, von einer Fakultät wurde gemeldet: „kein Patient". An 4 Fakultäten finden die Prüfungen in der Universitätsklinik statt, bei 9 Fakultäten nehmen Universitätsvertreter weder als Vorsitzende oder Prüfer, noch als Beobachter an den Prüfungen teil. Versuche verschiedener Fakultäten, die Prüfungen am Patienten als Gegengewicht zu den schriftlichen Prüfungen sinnvoll zu gestalten, verstoßen gegen die Prüfungsvorschriften. Eine Übersicht über die für eine klinische Prüfung am Patienten wichtigsten Parameter wird in der Tabelle 2 gegeben.

Bemerkenswert in der Prüfungsordnung von 1869 erscheint aus heutiger deutscher Sicht die Verwendung von *Simulationen* in der damals verfügbaren Form der Phantome. Reste davon waren in der Prüfung nach der Bestallungsordnung bis 1970 enthalten. Hier würde sich die Möglichkeit einer Entlastung der in die praktische Prüfung einzubeziehenden Patienten anbieten. Nicht nur in technischen Berufen spielen heute Simulationen für die Ausbildung und auch für die Prüfung eine große Rolle. Gerade in der klinischen Medizin wurden seit vielen Jahren Simulationen mit physikalischen oder computerisierten Modellen mit großer Annäherung an die Realität entwickelt. Ab dem Frühjahr 1988 wird die Staatsprüfung in den USA computerisierte Fallsimulationen enthalten, die – ausgehend von den bisher verwendeten Simulationen mit latenter Schrift – seit etwa 1971 zur jetzt erreichten Einsatzreife entwickelt worden sind. Im Vergleich zu den bisher im Ausland, aber nicht in Deutschland, verwendeten objektiven klinischen Prüfungsverfahren für Fallbearbeitungen, wie den klinischen Fallsimulationen („patient management problems, PMP"), sollen weitere Dimensionen des ärztlichen Denkens und Handelns durch die dynamischen Interaktionen des Kandidaten mit dem Computermodell erfaßt werden.

Die Famulatur

Infolge der Mängel der rein demonstrativen Unterrichtsform begann ein Teil der Studenten aus eigenem Antrieb während des Studiums eine praktische Tätigkeit als *Famulus*. *Curschmann* in Leipzig gab dazu eine Empfehlung heraus, nach der Studenten Fälle zur ständigen Beobachtung zugeteilt werden konnten (Flexner 1912, S. 78). Im Vergleich zur Tätigkeit der „Clerks" hielt Flexner die Tätigkeit der Famuli für minderwertig; mitbedingt sei dies durch das Fehlen eigener Verantwortung. Newman charakterisiert den Famulus als „clerk without responsibility" (Newman 1918, S. 69). Das Fehlen von Selbständigkeit und Verantwortung schränkte nach dem Urteil v. Ziemssens selbst den Nutzen der Ausbildung der Unterärzte ein (v. Ziemssen 1898, S. 25). Wegen der Schwierigkeiten, gleichzeitig zu famulieren und an den in immer größerer Zahl seit 1901 eingeführten Pflichtveranstaltungen teilzunehmen, fand die Famulatur keinen großen Anklang. Sie mußte von den meisten daher bald wieder aufgegeben werden. So war es auch mir ergangen, als ich meine klinische Ausbildung nach den von mir 1947 veröffentlichten Reformvorschlägen gestalten wollte und im 2. klinischen Semester – nur 7 Jahre nach dem Ausscheiden von Prof. B. Fischer – im Institut für Pathologie in Frankfurt über 8 Wochen famulierte (Renschler 1947). Eine in der vorlesungsfreien Zeit zu absolvierende Pflichtfamulatur über 6 Monate ist erst 1939 eingeführt worden.

Die *Famulatur* ist der Teil der heutigen klinischen Ausbildung, bei der deutsche Medizinstudenten Gelegenheit haben, in die Betreuung von Patienten einbezogen zu werden. Aus Kapazitätsgründen mußte die Famulatur aus dem Medizinstudium an einer wissenschaftlichen Hochschule ausgegliedert werden und an beliebige Stätten ärztlicher Berufsausübung verlagert werden. Dabei bleibt die Mitarbeit der Studenten in der Praxis, im Krankenhaus oder bei der Gesundheitsbehörde unverbindlich. Es wird weder eine Mindestleistung noch deren Bewertung gefordert. Die Überprüfung beschränkt sich auf die Angabe der Zeit auf der Bescheinigung und wird von Angestellten der Gesundheitsbehörden der Bundesländer vorgenommen. Für Einzelfälle ist belegt, daß Voraussetzung für die Ausstellung der Bescheinigung war, daß der Student nicht bei der ärztlichen Tätigkeit erschienen war.

Der amerikanische Student erhält heute über seine Leistungen in den 10–20 Famulaturen („clerkships"), die er machen muß, eine frei abgefaßte Beurteilung durch den Dekan, die meist mehrere Seiten umfaßt. Die Zeugnisse aus den Famulaturen des angestrebten Weiterbildungsfaches stellen das wichtigste Kriterium bei der Entscheidung über die Aufnahme in ein Programm zur Facharztausbildung dar (Wagoner et al. 1986).

Die klinische Vorlesung

Der wichtigste Teil der klinischen Ausbildung in Deutschland ist heute die *große klinische Vorlesung*. Sie entspricht im Prinzip der Methode des Collegium clinicum practicum von Boerhaave, wie sie 70–100 Jahre nach seinem Wirken an die deutschen Universitäten zwischen 1780 und 1830 übernommen wurde. Durch die große Zahl von Hörern hat sie jedoch an Wert verloren. Die dadurch bedingte Verlagerung aus dem Krankensaal in davon getrennte Hörsäle erfolgte in Deutschland gegen Ende des vergangenen Jahrhunderts und somit später als in anderen Ländern. Die großen Hörsäle im Paris von 1815 wurden erwähnt, in den USA rühmte sich im Jahr 1828 die Universität von Pennsylvanien in Philadelphia erstmals Patienten für den Unterricht in Hörsäle gebracht zu haben, in denen 600 Studenten „bequem" der Vorstellung folgen konnten (Corner 1965). In Berlin wurde erst zur Zeit von *Frerichs* (Ordinarius von 1858–1885) ein Auditorium eingerichtet. Sein Vorgänger *Schönlein*, der wegen seiner klinischen Vorlesungen Berühmtheit erlangt hatte, hat noch auf dem Krankensaal gelesen. Damit wird die von Virchow gelobte „klinische Erziehung des Einzelnen durch die regelmäßige, nicht nur einmalige casuistische Beobachtung" verständlich (Virchow 1865, S. 19). Auch Schönlein folgte dem Prinzip vieler Kliniker: „wenig System, viel Tatsachen".

Friedrich v. Müller verließ als Student 1880 Tübingen, da bei 30 Studenten die klinische Ausbildung auf den Krankensälen nicht mehr wirksam war (von Müller 1953). Er ging nach Würzburg, wo 1876 ein Hörsaal mit 150 Sitzplätzen eingerichtet worden war. Die Gesamtzahl der Medizinstudenten in allen Studienjahren war in Würzburg von durchschnittlich 284 in den Jahren 1867–1869 auf 492 im Mittel der Jahre 1873 und 1874 angestiegen. Mit einer Zahl von durchschnittlich 71 bzw. 123 Studenten pro Studienjahr hatte Würzburg die zweitgrößte Studentenzahl in Deutschland (Billroth 1876). Es hatte nur 10% weniger Studenten als Berlin. In Heidelberg hatten die Kliniken in den Jahren 1877–1880 durchschnittlich 38 Zuhörer. Im Jahre 1894 wurde der neue Hörsaal für die Chirurgie mit 140 Sitzplätzen eingeweiht, der für die damalige Hörerzahl von 50–70 Studenten in der chirurgischen Klinik ausreichend war (Czerny 1895).

Bewertung der deutschen klinischen Ausbildung durch Ausländer

Da die deutsche Medizin zwischen 1860 und 1910 führend war, wurde sie besonders von amerikanischen und englischen Wissenschaftspolitikern analysiert. Diese untersuchten·systematisch, was zur Verbesserung der eigenen Systeme übernommen werden könnte. Die Ausbildung durch die demonstrative klinische Vorlesung wurde trotz eindrucksvoller Beispiele wegen ihrer erzieherischen Mängel abgelehnt (Flexner 1912).

Flexner verweist auf lerntheoretischer Grundlage mit Bezug auf *Dewey* darauf, daß auch die mächtigsten Worte großartiger Vorlesungen im Zuhörer keine geistigen Strukturen aufbauen könnten, wenn ihm der persönliche Umgang mit dem vorgestellten Patienten fehle (Flexner 1912, S. 171). Nur nach vorausgegangener eigener konkreter Erfahrung sind dem Studenten Klassifikationen und Verallgemeinerungen und die dazu erforderlichen geistigen Operationen möglich. Im verdienstvollen deutschen System sieht er die gesunden pädagogischen Prinzipien auf den Kopf gestellt. Nach seiner Ansicht und in Übereinstimmung mit dem Urteil Billroths und v. Ziemssens hat in Deutschland die Ausbildungsmethodik es nicht geschafft, mit dem Fortschritt der medizinischen Wissenschaft Schritt zu halten (Billroth 1876, S. 97; v. Ziemssen 1898, S. 16). Dieser Fehler sei leicht zu korrigieren. Durch eine *vorangehende Mitarbeit* der Studenten auf den Stationen und in den Ambulanzen sei der Geist des wissenschaftlichen Fortschritts, der in der *nachfolgenden Vorlesung* vermittelt wird, auch in Deutschland aufrechtzuhalten. Es ist allerdings zu fragen, ob nicht das von v. Ziemssen angeführte Versagen einer Kombination von deduktiver und induktiver Methode diesen von Flexner vorgeschlagenen Plan zum Scheitern verurteilt hätte. Die übrigen Methoden, wie das Praktizieren in der Vorlesung, die Untersuchungskurse, die Famulatur und das praktische Jahr, mit denen in Deutschland versucht wurde, die Ausbildung zu verbessern, hält Flexner nicht für nachahmenswert.

Sir George Newman verfaßte im Auftrag des englischen Parlaments eine Studie über die Ausbildung der Ärzte, die auf Untersuchungen in England, Nordamerika und Deutschland von 1912 basierte (Newman 1918). Die deutsche deduktive klinische Vorlesung hat nach seiner Ansicht als erzieherische Methode ernste Mängel (Newman 1918, S. 68). Die Masse des in der Vorlesung dargebotenen Wissensstoffs sei für den nicht genügend vorgebildeten Studenten unverdaulich. Die Vorlesung gebe dem Studenten keine Praxis und keine Gelegenheit zur persönlichen Erfahrung und zur Kontinuität, bei der er sich anstrengen müsse.

Theorie und Praxis im deutschen Medizinstudium im 19. Jahrhundert

Veränderungen an Universitäten sind nur im Überblick über wenigstens 1 Jahrhundert zu erkennen. Dies gilt auch für die Anordnung der Vermittlung von Theorie und Praxis im zeitlichen Ablauf des Medizinstudiums und für das Verhältnis von Lehre und Lernen. Die Darstellung der Studienordnungen und der Prüfungsordnungen unter Ausrichtung auf diese Gesichtspunkte ermöglicht, die Tendenzen der Entwicklung im Verlaufe des 19. Jahrhunderts bis zum Eintritt der politischen und wirtschaftlichen Katastrophen im Gefolge des 1. Weltkriegs zu erfassen. Eine Übersicht geben die Tabellen 3, 4 und 5.

Bei der Übernahme der klinischen Ausbildung durch die deutschen Universitäten im ersten Drittel des 19. Jahrhunderts diente das von Boerhaave zwischen 1714 und 1738 entwickelte Modell als Vorbild. Wenn auch Boerhaave selbst getrennte Lehrveranstaltungen für die theoretische und praktische Medizin abhielt, so wurden doch Theorie und Praxis gleichzeitig gelehrt und gelernt. Die auf eigenen wissenschaftlichen Beobachtungen aufbauende Anatomie wurde zu dieser Zeit erst

Tabelle 3. Übersicht über die Entwicklung des Medizinstudiums im 19. Jahrhundert

Datum der Studien-/ Prüfungs- ordnung	Studienjahre ---->							
	0	1	2	3	4	5	6	7
1803	A <			> P				
	B			P Bt.				
7.1.1826	A <		VP		> P			
	B			< 1	> P Bt.			
8.10.1852	A <		VP		> P			
	B <			1 2 3	> P Bt.			
19.2.1861	A <		> VP		P			
	B		<	1 2 3	> P Bt.			
25.9.1869	A <		> VP		P			
	B		<	1 2 3	> P Bt.			
2.6.1883	A <		> VP			P		
	B		<	1 2 3 4		> P Bt.		
28.5.1901	A <			> VP				
	B			1 2 3 4 5 6 7 8 9 >	P			
	C					< < PJ > > Bt.		

Erläuterung siehe S. 60

Tabelle 4. Entwicklung des Studienplanes der Militärärztlichen Akademie

Studienjahre ----->

Datum der Studien-/Prüfungsordnung		0	1	2	3	4	5	6	7
1803	A	<				P			
	B					P Bt.			
	C				<<PA>>				
7.1.1826	A	<		VP			P		
	B				< 1 >		P Bt.		
	C					<<PA>>			
8.10.1852	A	<		VP			P		
	B	<			1 2 3	>	P Bt.		
	C					<<PA>>			
19.2.1861	A	<		>VP			P		
	B			<	1 2 3	>	P Bt.		
	C					<<PA>>			
25.9.1869	A	<		>VP		>	P		
	B			<	1 2 3		P Bt.		
	C					<<PA>>			
2.6.1883	A	<		>VP				P	
	B			<	1 2 3 4	>		P Bt.	
	C					<<PA>>			
28.5.1901	A	<		>VP					
	B			<	1 2 3 4 5 6 7 8 9 >			P Bt.	
	C						<< PJ >>		

Tabelle 5. Studienplan in Bayern und Württemberg vor 1872

Studienjahre ----->

Datum der Studien-/Prüfungsordnung		0	1	2	3	4	5	6	7
By:22.6.1858	A	<	(By:VP)		(Wttbg. P)				
Wttbg.:	B	<				>P	P Bt.		
13.2.1839	C					< <PJ> >			

Erläuterung zu den Tabellen 3–5

A   Unterricht in den Grundlagenfächern

B   klinisch-demonstrativer Unterricht mit Praktizieren in:

1	medizinische Klinik		6	medizinische Poliklinik
2	chirurgische Klinik		7	Psychiatrie
3	Geburtshilfe		8	Dermatologie
4	Augenheilkunde		9	Laryngologie
5	Kinderheilkunde			

C   Praktische Ausbildung : *PA oder PJ = praktisches Jahr*

Fettdruck: 2 Semester Pflicht
< Anfang und Ende einer Ausbildungsphase >
<< Anfang und Ende der praktischen Ausbildung im Krankenhaus >>
VP = Vorprüfung *P* = Ärztliche Prüfung *Bt.* = Zulassung zur Berufstätigkeit

entwickelt. Während des ganzen 18. Jahrhunderts lag im allgemeinen der praktische Unterricht am Krankenbett außerhalb des Studienplanes der deutschen Universitäten und wurde von den Ärzten häufig erst nach der Beendigung der Studien und der Doktorpromotion aufgesucht (Puschmann 1889). Dementsprechend war im 3jährigen Medizinstudium zu Beginn des Jahrhunderts noch keine Teilnahme an der Klinik vorgesehen. In Preußen wurde erst mit der Ordnung für die medizinische Promotionsprüfung vom 7.1.1826 gefordert, daß der Kandidat das neu eingeführte 4. Jahr zum Besuch der praktischen Institute benutzen soll. 1832 wurde durch eine Ministerialverfügung dafür eine Mindestforderung eines „wirklichen Besuches" der medizinischen Klinik von wenigstens 1/2 Jahr festgelegt (Kletke 1874).

Zur Verbesserung der theoretischen Ausbildung vor der Aufnahme der praktischen Studien war seit 1826 eine Prüfung in den naturwissenschaftlichen Fächern („Philosophicum") abzulegen. Die für die praktische Medizin unmittelbar benötigte Anatomie wurde im Abschlußexamen geprüft. Trotz der Abtrennung eines vorklinischen Studienabschnittes mit der Einführung des Tentamen physicum am 19.2.1861 blieb die Prüfung in den Grundlagenfächern Anatomie und Physiologie bis 1901 Teil des abschließenden Staatsexamens. Als rudimentärer Prüfungsteil war noch in der Bestallungsordnung bis zu ihrer letzten Fassung vom 31.5.1965 in der Prüfung in Chirurgie ein 3. Teil „Topographische Anatomie unter Berücksichtigung der Anatomie am Lebenden" enthalten.

Der Grundsatz, daß vor dem Eintritt in die praktische Medizin die theoretische Ausbildung abzuschließen sei, hatte im 18. Jahrhundert die deutsche Medizin beherrscht und wurde hier im Gegensatz zu Frankreich nie in Frage gestellt. Eine gleichzeitige Ausbildung in Theorie und Praxis wurde nie, auch nicht versuchsweise, ausprobiert. Der Ruf v. Ziemssens nach einer induktiven Methode für den klinischen Unterricht und die Laborkurse in der klinischen Ausbildung wurde nicht gehört und geriet in Vergessenheit.

Durch die Erweiterung der vorklinischen und klinischen Grundlagenfächer und der Zahl der klinischen Fächer wurde 1883 eine Verlängerung der Studiendauer auf 9 Semester und 1901 auf 10 Semester notwendig. Das Intervall zwischen dem Beginn der theoretischen Studien und der Vermittlung der Patientenbetreuung wuchs somit kontinuierlich. Das gesamte Medizinstudium wurde 1861 in 2 Abschnitte aufgeteilt, die immer strenger voneinander getrennt wurden, was sich heute auch in der Organisation der Fakultäten widerspiegelt. Heute bestehen im Rahmen der die Ausbildung beherrschenden Kapazitätsverordnung 2 getrennte Studien für die Vorklinik und für die Klinik mit unterschiedlichen Zulassungsbedingungen.

Der klinische Unterricht an der Universität blieb bis zum heutigen Tag demonstrativ wie bei Boerhaave. Sein Erfolg wurde nie in Frage gestellt oder systematisch überprüft. Gegen Ende des Jahrhunderts waren kritische Stimmen zu hören, konkrete Verbesserungsvorschläge und modellhafte Änderungen der klinischen Ausbildung wurden gemacht. Auch wenn diese von bedeutenden Klinikern wie v. Ziemssen kamen und Zustimmung fanden, wurden sie nicht in die klinische Ausbildung an den Universitäten eingebracht. Bis zum Ende des Jahrhunderts war durch die rasch zunehmende Zahl der Medizinstudenten auch an den kleineren Universitäten Deutschlands eine Verlagerung der „Klinik" vom Krankensaal in die Hörsäle notwendig geworden. Die Methode von Boerhaave hatte dadurch einen wesentlichen

Teil ihrer Wirksamkeit verloren. In den USA ist es den Medizinschulen bis auf den heutigen Tag geglückt, die Anzahl der auf einem Campus auszubildenden Studenten pro Studienjahr auf weniger als 100 zu begrenzen.

Das praktische Jahr und seine Rahmenbedingungen

Eine Verbesserung der Ausbildung der Ärzte wurde in Deutschland jedoch allgemein gegen das Ende des Jahrhunderts für erforderlich gehalten. Eine schon zu dieser Zeit lerntheoretisch begründbare Verbesserung der Wirksamkeit der klinischen Ausbildung nach dem Ablegen der Vorprüfung durch Einführung einer aktiveren Lernmethode oder die Wiedervereinigung der klinischen Ausbildung mit dem Erlernen der Grundlagen diente nicht als Vorbild. Letzteres war um so dringlicher geworden, als das Anwachsen der Stoffmenge besonders auf dem Gebiet der theoretischen Grundlagen der praktischen Medizin diese in der Ausbildung immer länger voneinander trennte. Im Modell von Boerhaave wurden Theorie und Praxis noch zur gleichen Zeit vermittelt. Keine der bisher in Deutschland durchgeführten Reformen des Medizinstudiums hat diesem Mangel abgeholfen. Es wurde dagegen die Einrichtung des an das Universitätsstudium angehängten praktischen Jahrs aus der Ausbildung der Militärärzte und nach dem historischen Vorbild der süddeutschen Staaten übernommen. Aus den bis 1986 und wahrscheinlich in die Zukunft reichenden Versuchen einer Verbesserung der Ausbildung in einfachster Weise durch Verlängerung der Praxisphase oder durch deren Umgestaltung läßt sich schließen, daß die Wiedereinführung des praktischen Jahrs im Jahre 1901 nicht erfolgreich war. Die Ursachen könnten in den Rahmenbedingungen liegen. Die Unterschiede darin sollen ausführlicher dargestellt werden.

Einige der für den früheren Erfolg dieses Ausbildungsabschnitts wesentlichen Komponenten entfielen 1901 bei der Einführung des praktischen Jahrs. Der Einsatz der praktischen Tätigkeit als Unterarzt war an den militärärztlichen Anstalten unter anderen Bedingungen erfolgt. Die „Zöglinge" waren durch den tutoriellen Unterricht in der Akademie an eigenes Arbeiten unter Anleitung und Kontrolle gewöhnt und brachten diese Arbeitsweise ein.

Für die Tätigkeit der Studenten im Charité-Krankenhaus hatte sich über fast 2 Jahrhunderte eine feste Form gefunden. Das von v. Ziemssen, aber auch von Newman und von Flexner als Mangel angesehene Fehlen der eigenen Verantwortlichkeit bei der klinischen Tätigkeit wurde im praktischen Jahr zumindest bis 1908 nicht und danach nur unvollkommen ausgeglichen.

Die bis 1901 erforderliche Vorbereitung auf eine Prüfung im Staatsexamen in den theoretischen Fächern Anatomie und Physiologie hätte entsprechend dem wissenschaftlichen Fortschritt erweitert werden müssen, statt dessen entfiel die Prüfung in den Grundlagenfächern ganz. Das Intervall zwischen dem Erwerb der Grundlagen und ihrer Anwendung in der Klinik durch den Studenten vergrößerte sich auf 5 Jahre. Die Lerntheorie gibt noch keine Antwort auf die Frage, welcher Zeitabschnitt überbrückt werden könnte. Eigene Untersuchungen ergaben, daß bei einem Intervall von 6 Wochen zwischen der Unterweisung am Krankenbett und einem didaktischen Unterricht der Lernzuwachs abnahm (Burkhard u. Renschler 1980). Dies war nur bei dem nach dem Ergebnis der Vorprüfung schlechteren Drittel der

Studenten nachweisbar. In Diskussionen wies der Leiter der Unterrichtsabteilung der medizinischen Fakultät von Southampton, Colin Coles, darauf hin, daß nach seinen vorläufigen Ergebnissen ein Intervall von 5 Wochen ausreicht, um den Unterschied des Behaltens zwischen Auswendiglernen und strukturierendem Lernen zu manifestieren. Das von der Mehrzahl der Studenten überbrückbare Intervall dürfte daher eine Größenordnung haben, die sehr viel kleiner als die jetzige Spanne von 5 Jahren ist.

Während die Tätigkeit der Unterärzte an den besten Krankenhäusern der Welt stattfand und auch das praktische Jahr vor 1872 fast immer an der Universitätsklinik abgeleistet wurde (Elsässer 1849), mußte das praktische Jahr nach 1901 und auch nach 1970 überwiegend an Krankenhäuser außerhalb der Universitäten verlegt werden. Die Unterärzte mußten in allen 5 Abteilungen der Charité tätig werden. Die Anzahl der im praktischen Jahr zu absolvierenden Fächer wurde auf innere Medizin, Chirurgie und ein Wahlfach reduziert.

Ein weiterer Faktor ist der Wegfall der Prüfung nach dem praktischen Jahr. Sowohl in Bayern und Württemberg als auch bei den militärärztlichen Bildungsanstalten in Berlin war nach Ende des praktischen Jahrs eine Prüfung abzulegen. Diese entfiel nach 1901, wurde 1970 aber wieder eingeführt. Die Verringerung der Anforderungen in der für die ärztliche Tätigkeit wichtigen Prüfung am Patienten zwischen 1869 und 1970 wurde oben aufgezeigt (s. S. 55). Idealerweise sollte ohne direkten Bezug auf die Prüfung gelernt werden. In der Praxis richtet sich das Lernen aber sehr stark nach den Bedingungen der Prüfung, besonders wenn überwiegend davon das weitere Lebensschicksal abhängt. Ungünstig ist, wenn die Prüfungsverfahren weder zuverlässig die Leistung erfassen, wie bei der gegenwärtigen Prüfung am Ende des 3. Abschnitts, noch als gültig für das Wissen und Können eines Arztes angesehen werden können, wie das bei den gegenwärtigen schriftlichen Prüfungen der Fall ist.

Zusammen mit dem oben gegebenen Überblick über die Veränderungen der ärztlichen Prüfung seit 1869 ergibt sich, daß eine Verschlechterung der Ausbildung mit einer Verringerung der Anforderungen in den Prüfungen, besonders in dem auf die ärztliche Praxis bezogenen Teil, einhergeht. Da die Prüfungen durch die klinischen Lehrer in Verruf geraten waren, sollte ihre Objektivität durch Einführung der „objektiven" schriftlichen Fragen mit Auswahlantworten gesichert werden. Nach heutiger Kenntnis stellt die mündliche Prüfung am Krankenbett das beste und somit auch gerechteste Verfahren zur Bewertung der Fertigkeiten im klinischen Denken und Urteilen dar (G. R. Norman, persönliche Mitteilung, 1986). Durch wiederholte politische Eingriffe mit einer willkürlichen Erleichterung der Bestehensbedingungen im Falle „politisch nicht tolerierbar hoher Durchfallquoten" wurde die Objektivität in einem bisher nicht bekannten Umfang aufgehoben.

In der Medizingeschichte läßt sich allerdings eine analoge Entwicklung in den USA nachweisen. Nach dem Übergang zur Vorlesungsmethode mit Klassenstärken von 400 und mehr Studenten an der ältesten amerikanischen Medizinschule (School of Medicine, University of Pennsylvania, Philadelphia) verfiel die praktische Ausbildung (Corner 1965, S. 74). Der Unterricht bestand nur noch in didaktischen Vorlesungen mit Patientenvorstellungen. Da der Lernerfolg offensichtlich nachließ, sollte er durch eine Pflicht zum doppelten Besuch der Vorlesung wiederhergestellt werden. Es läßt sich nachweisen, daß trotz dieser Verschlechterung der

Ausbildung die Bestehensquote im Examen im Rahmen der Rivalität zwischen verschiedenen Lehrern und Medizinschulen kontinuierlich zunahm. Um die Objektivität der ausschließlich mündlichen Prüfungen zu sichern, wurden die Kandidaten ab 1810 durch einen mit grünem Tuch bespannten Kasten („green box") den Augen der prüfenden Professoren entzogen. Nur gegenüber dem Dekan sollte die Anonymität aufgehoben werden.

Die Mißstände in der Ausbildung riefen den Widerstand der Ärzteschaft hervor, die 1827 eine Studienreform vorschlug und sich dazu 1847 in der „American Medical Association" zusammenschloß. Da ihre Aktivitäten besonders gegen die Medizinschulen gerichtet waren, schlossen sich diese 1876 zu einem eigenen Verband, Association of American Medical Colleges, zusammen. Dieser Verband kann heute als die mächtigste Ärzteorganisation angesehen werden. Wie oben ausgeführt, setzte eine wirkliche Reform der Ausbildung in den USA erst nach einem Intervall von etwa 50 Jahren und einem weiteren Niedergang der Ausbildung und der Medizin nach 1900 ein.

Diskussion der Entwicklung und Bedeutung der Fallmethode

Die Neugestaltung des Medizinstudiums nach der Französischen Revolution erfolgte systematisch unter Auswertung der Erfahrungen sowohl im eigenen Land als auch aus den davor führenden Zentren Europas. Dies ist durch die Studie von Pinel und durch die Hinweise von Corvisart belegt, die nicht nur die Universitäten (Leiden, Edinburgh, Wien), sondern auch die als Vorbild dienenden Lehrer anführen. Unter diesen wird *J. P. Frank* nicht mehr wie noch im Konstitutionsplan für Frankreich von 1790 aufgeführt (Fourcroy: *Nouveau plan de constitution pour la médecine en France presenté à l'Assemblée nationale par la société royale de médecine 1790,* zit. nach Lesky 1955). Frank hatte 1785 den Lehrplan für die klinische Ausbildung in Pavia und 1788 ein Gutachten für die medizinische Schule in Genua erstellt. In gleicher Weise und wahrscheinlich unter Auswertung derselben Quellen wie in Paris wurde zur selben Zeit in Berlin die Fallmethode zu einem wesentlichen Teil der ärztlichen Ausbildung in den militärärztlichen Bildungsanstalten.

Die Bedeutung der Fallmethode für die Ausbildung der Medizinstudenten in Frankreich und in Berlin erscheint somit hinreichend gesichert. Beide Systeme entwickelten sich in unterschiedlichen Zeitspannen zu höchstem Weltrang. Erstmalig wurden in Paris alle die Elemente der Fallmethode eingesetzt, die unter Berücksichtigung aller bisher diskutierten und als wirksam erkannten Kriterien Voraussetzung für den erzieherischen Erfolg sind. Sie sind in der nachfolgenden Übersicht zusammengestellt.

Komponenten der Fallmethode und ihre variablen Dimensionen

1) Frühzeitige Beauftragung mit der *Ausführung definierter, wirklicher Aufgaben* aus der Praxis der Krankenbetreuung unter *Anleitung* mit abgestufter und dem Ausbildungsstand entsprechender *Verantwortung* als Pflicht.
2) *Erwerb der theoretischen Grundlagen* der Medizin auf Anregung durch die Aufgaben in der Patientenbetreuung unter Ausrichtung auf praktische Anwendung und auf wissenschaftliche Neuerungen.
3) *Vorstellung und Diskussion* der Fälle unter Bezug sowohl auf praktische Belange als auch auf wissenschaftliche Grundlagen und unter erzieherischen Gesichtspunkten.
4) *Dokumentation und Bewertung* der Tätigkeit durch kompetente Lehrer.
5) Frühzeitige *Beteiligung* des Nachwuchses an der *Erweiterung der wissenschaftlichen Grundlagen* der Medizin.
6) Entwicklung einer *Arbeitsgemeinschaft* mit gemischter, interdisziplinärer Zusammensetzung.
7) *Leistungssteigerung* durch Erhöhung der intrinsischen Motivation, durch äußere Reize und durch ein valides Belohnungssystem mit dem Aufbau eines hohen eigenen *Anspruchsniveaus.*

Die Ausbildung in Paris an der „École pratique" war auf die Erziehung der „élèves externes" und „internes" ausgerichtet, die sich auch an der Durchführung praktischer Aufgaben in den Krankenhäusern beteiligten. Alle übrigen Studenten blieben weitgehend Zuschauer, zumal jeder ohne Gebühren, ohne Eintrittskarten und ohne Formalitäten Zutritt zu den Krankenstationen, den Patienten sowie den Visiten und Operationen der Ärzte hatte (Cross 1815). Klar war die Bedeutung der Fallmethode besonders für die, die als „internes" oder „externes" eine bessere Ausbildung erhielten. Es gibt kaum einen hervorragenden Kliniker der Zeit nach 1802, der nicht diese Position während seiner Ausbildung durchlaufen hatte (Ackerknecht 1967, S. 38). Diese Einrichtung wurde nach Ackerknecht auch in anderen Ländern imitiert.

Als wichtigste Errungenschaft der Zeit der Französischen Revolution für die ärztliche Ausbildung ist das Internat anzusehen, das den Rahmen für die Anwendung der Fallmethode abgab. Es wurde nach 1900 unter Anlehnung an frühere Vorbilder in veränderter Form erfolgreich in Amerika eingeführt. In der ersten Form der Einführung als Fallmethode an der Harvard-Universität war es noch stark auf den didaktischen Charakter der damaligen Ausbildung ausgerichtet. Die für die Fallbesprechungen verwendeten Unterlagen wurden zunächst nicht von den Studenten selbst erarbeitet. Sehr bald dienten jedoch die Krankengeschichten der Studenten als Diskussionsgrundlage. In dieser Ausprägung haben die Nordamerikaner die Erfahrung der englischen Ausbildung mit einer langen·Tradition übernommen. Durch das Abhalten der Fallbesprechungen mit den Hochschullehrern am Bett der von den Studenten betreuten Patienten („bedside teaching") wurde das Format wesentlich erweitert und hat wieder die Nähe zum Patienten erhalten, die bei Beginn der Lehre am Krankenbett durch Boerhaave bestanden hatte. In dieser Form ist die Fallmethode heute zur Standardmethode der klinischen Ausbildung geworden und übertrifft alle früheren Vorbilder. Der Umfang der zu erbringenden Leistungen in der Fallbetreuung ist erheblich gesteigert worden. Es wurde in den USA weiterhin die Forderung verwirklicht, daß nicht nur eine Elite, sondern daß alle Studenten, die eine medizinische Erziehung erhalten, umfangreiche und genau definierte Leistungen in der selbständigen Betreuung von Patienten unter der Aufsicht von erfahrenen Lehrern erbringen müssen.

Die 1912 von Abraham Flexner für die deutsche Ausbildung vorgeschlagene Kombination der Fallmethode mit der Unterweisung durch Vorlesungen hat in den USA zu einer doppelten zeitlichen Belastung der Medizinstudenten geführt. Im Rahmen ihrer klinischen Ausbildung müssen die Studenten dort sowohl die Stationsarbeit verrichten als auch Vorlesungen besuchen (Silber et al. 1978). Dies führt zu Arbeitszeiten von 80 - 100 Stunden pro Woche, was durch Untersuchungen belegt ist. Diese Bedingungen veranlassen die Studenten zu der Äußerung, daß die Vorlesungen sie umbrächten.

Im Licht des heutigen Verständnisses über den erzieherischen Wert verschiedener Ausbildungsmethoden betrachtet und unter Berücksichtigung der weiteren Entwicklungen des Lehrens und Lernens der klinischen Medizin haben die Unterärzte der militärärztlichen Bildungsanstalten in Berlin und bei v. Ziemssen in München in der Zeit vor 1900 weltweit die beste Ausbildung erhalten. Sie wurde, besonders auch wegen des höchsten Standes der deutschen medizinischen Wissenschaft, von keiner anderen Medizinschule der Welt übertroffen. Es ist noch zu untersuchen, ob sich dies vorteilhaft auf die weitere Laufbahn derer ausgewirkt hat, die in den Vorteil der Ausbildung nach dem Modell von Ziemssens gekommen sind, wie dies für die Eleven der Pariser Schulen gesagt wird (Ackerknecht 1967, S. 38). Die wissenschaftlichen Erfolge der in Berlin als Unterärzte ausgebildeten Militärärzte ist offensichtlich und auch quantitativ belegt. Es müßte vergleichend untersucht werden, welcher Anteil des Erfolgs auf die Auswahl und die Vorbildung der Studienanfänger und welcher auf die Qualität der Ausbildung mit der wichtigen Komponente der persönlichen tutoriellen Beratung zurückgeführt werden kann. Welchen Beitrag leistete der klinische Einsatz? Ist der Erfolg als Folge des allgemeinen Aufstiegs der deutschen Wissenschaft eingetreten?

In dem zu Beginn dieses Jahrhunderts führenden deutschen System, das als Vorbild für die Wissenschaftlichkeit der Medizin und der medizinischen Ausbildung diente, war die Fallmethode nur vorübergehend als isoliertes Modell in der Ausbildung der Unterärzte in Berlin sowie in Erlangen und München enthalten. Für das an den militärärztlichen Bildungsanstalten in Berlin verwendete Modell fehlen im Vergleich zur vollen Ausprägung sichere Hinweise über den Einsatz wichtiger Elemente, wie die definierte Verantwortlichkeit und die regelmäßige formale Bewertung der Fallbearbeitung mit einer öffentlichen oder privaten Diskussion. Die erfolgreiche und frühzeitige Beteiligung an der Forschung ist durch biographische Berichte belegt. Wie in vorangegangenen Ausbildungssystemen, die den Schwerpunkt in der Fallmethode hatten, hat die Begrenzung auf eine sorgfältig ausgewählte Elite auch in Berlin bestanden. Auf die allgemeine Problematik der Ausbildungskapazität soll daher nachstehend noch eingegangen werden.

Der Versuch von 1901, die *Fallmethode in Deutschland* in das *praktische Jahr* zu übernehmen, hat trotz der wiederholten Änderungen bis heute nicht zu einem Erfolg geführt. Am 27.4.1912 wurde eine Konferenz auf Reichsebene einberufen, die sich mit den *Unvollkommenheiten des praktischen Jahrs* befassen sollte, da dieses sein Hauptziel, die Vorbereitung des jungen Mediziners auf die Bedürfnisse der ärztlichen Praxis, nur unvollkommen erreicht hatte (Dietrich 1915). Die 1915 von der Medizinalverwaltung des Innenministeriums veröffentlichten Verhandlungsberichte wurden nur noch als „Vorarbeiten zur Abänderung der Vorschriften über das praktische Jahr der Mediziner" bezeichnet; ausgeführt wurden sie, wohl infolge des Weltkriegs, nicht mehr. Dies gilt besonders für die seit 1891 erhobene und 1915 wiederholte Forderung nach voller Verantwortlichkeit und Selbständigkeit bei der Tätigkeit im praktischen Jahr (v. Ziemssen 1891, S. 42; Rapmund 1915). Die Ablehnung erfolgte stets aus juristischen Gründen, in Amerika fand sich jedoch eine gesetzliche Regelung für eine verantwortliche ärztliche Tätigkeit der Studenten noch vor dem Ablegen auch nur einer Staatsprüfung. Weitere Analysen der Ursachen für das Versagen des an das Ende der Ausbildung angehängten praktischen Jahres und darauf aufbauende Verbesserungsvorschläge wurden bis 1930 in Deutschland und im Ausland publiziert. Sie wurden entweder nicht mehr wahrgenommen oder nicht mehr umgesetzt. Dies kann teilweise darauf zurückgeführt werden, daß methodisches Arbeiten nur in den Bereichen eingesetzt wird, die zur unmittelbaren beruflichen Laufbahn gehören. Das Ergebnis der oben (s. S. 52) angeführten Untersuchungen von Steudel, wonach 97,6% der Veröffentlichungen zur Studienreform nicht methodisch begründet sind, belegen dies. Die Untersuchungen des Stifterverbandes der Deutschen Wissenschaft haben ergeben, daß auch an deutschen Universitäten eine hohe wissenschaftliche Leistungsfähigkeit im Durchschnitt mit einem hohen Einsatz in der Lehre verbunden ist (Noelle-Neumann 1978).

Das Einsetzen der als notwendig angesehenen Praxisphase mit dem Anwenden der Fallmethode zu einem Zeitpunkt, der übereinstimmend v. a. von ausländischen Sachverständigen als zu spät angesehen wird, muß besonders besprochen werden. Der Grund für diese zeitliche Einordnung könnte auf dem traditionell übermittelten Verständnis der Lehre beruhen, das seit dem Mittelalter nicht mehr wesentlich revidiert wurde. Die Idee der universitären Lehre kehrt in Deutschland gerade in der Medizin auf die Stufe zurück, die im Sinne einer scholastischen Erziehung in Verbindung mit einer wissenschaftlichen Meisterlehre verstanden werden kann. Das Wissen ist endgültig fixiert und in Lehrbüchern festgeschrieben. Es wird nach Jaspers mit der „wunderbaren Kraft der Persönlichkeit des Meisters" verbreitet (Jaspers u. Rossmann 1961, S. 84). So lange dieses Denken vorherrscht, kann die Fallmethode nur in der Anwendung des vorher gelehrten Wissens bestehen. Dabei wird angenommen, daß das Wissen durch den Vortrag des Lehrers, in neuerer Zeit auch durch das Lesen der die allgemein anerkannte Lehrmeinung wiedergebenden Lehrbücher, in den Besitz des Schülers übergeht, so daß er es später zu einem beliebigen Zeitpunkt am Patienten anwenden kann. Da das Lehrbuchwissen als endgültig und feststehend angesehen wird, bleibt es fester Bezugspunkt. Sein Besitz kann daher beim Novizen maschinell ohne Diskussion überprüft werden.

Bei einer wissenschaftlich fundierten Disziplin wie der Medizin ist aber entscheidend, daß die an die Problematik des Einzelfalls angepaßten und zeitlich variablen Regeln frei beherrscht werden, so daß ihre Anwendung in einer freien, nicht nur vorgegebenen, Kombination eingesetzt und eingeübt werden können. Dies würde dem Prinzip nach der sokratischen Erziehung entsprechen, wie sie der Universität angemessen wäre. Nach der Idee der deutschen Universität „geben die Lehrer keine Anweisung und keine persönliche Führung", da die Studenten die Reife der vollen Selbstverantwortung tragen (Jaspers u. Rossmann 1961, S. 86). Naunyn schildert ein derartiges Verhältnis seines Lehrers Frerichs nicht nur zu den Studenten, sondern auch zu den klinischen Assistenten aus seiner Assistentenzeit (Naunyn 1925, S. 132). Die Lehre an der deutschen Hochschule kann sich daher auf die Minorität einer geistigen Auslese einstellen und nimmt in Kauf, daß die übrigen Studenten „aus Mangel an Leitung und Vorschrift möglichst gar nichts lernen" (Jaspers u. Rossmann 1961, S. 76). Dies brachte auch A. Flexner zum Ausdruck, der sich seit seinem ersten Studienaufenthalt in Berlin im Jahr 1906 mit dem deutschen Bildungssystem und seit 1908 besonders mit der medizinischen Ausbildung befaßt hat: „Theoretically the student is equally free ... he may take advice or neglect it at his peril. He is treated like a man from the day he matriculates". (Theoretisch ist der Student gleichermaßen frei ... er mag Rat annehmen oder auf eigene Gefahr ablehnen. Er wird vom Tage seiner Einschreibung an wie ein Mann behandelt) (Flexner 1930, S. 320).

Solange die Ausbildung als Folge einmaliger Ereignisse in linearer Anordnung angesehen wird und die Überlegenheit des theoretischen Wissens über alles Handeln vorausgesetzt wird, kann die Ausbildung nur in einer initiierenden Wissensvermittlung durch den Lehrer bestehen. Auf diese folgt eine selbständige Anwendung durch den rituell freigesprochenen Arzt. Aus der Erkenntnis, daß eine Zwischen-

stufe erforderlich ist, wird in Deutschland seit etwa 1830 erfolglos mit dem prakti-
schen Jahr laboriert. Erst eine spiralförmige Anordnung des Lehrplanes, bei dem
Erfahrung und Abstraktion stetig aufeinander folgen und mit Phasen des aktiven
Anwendens durch den Novizen abwechseln, könnte eine Verbesserung der Ausbil-
dung bringen. Dabei würde gleichzeitig der Streit um das Primat von Wissen oder
Handeln entfallen.

Die 1976/77 im Auftrage der Stifterorganisationen durchgeführten Forschungs-
umfragen ergaben, daß es an den deutschen Universitäten keine Zweiteilung der
Professoren in solche mit hoher Forschungsleistung und in andere mit besonderem
Einsatz in der Lehre gibt (Noelle-Neumann 1978). Es besteht eine enge Verzahnung
zwischen der Freude am Hochschullehrerberuf und hoher Leistung in der Forschung. Eine Ausnahme machten nur die klinischen Mediziner, die noch am ehesten sagten, „es müsse nun nicht gerade jeder forschen".

Die einzige Phase des deutschen Medizinstudiums mit einer über mindestens 4
Wochen gehenden Mitarbeit in der Berufspraxis von Ärzten ist die *Famulatur.* Im
Vergleich zur Wiedereinführung fallbezogener Studienabschnitte in Nordamerika
erfolgte in Deutschland die Einführung einer *Beteiligung aller Studenten* an der
praktischen ärztlichen Tätigkeit später. Die Famulatur ist erzieherisch weniger wir-
kungsvoll und schlechter kontrolliert als die Tätigkeit des „interne" oder des „clerk"
in den Ländern, die zum französischen oder englischen Sprachgebiet gehören. Auf
die Ausgliederung der Famulatur aus dem Medizinstudium an der Universität
wurde oben (S. 56) verwiesen.

Die Frage nach der Ausbildung der Wissenschaftler, die die deutsche Medizin
zwischen 1850 und 1910 zur Weltspitze gebracht haben, muß genaueren Untersuchungen vorbehalten bleiben. Im folgenden sollen einige Übersichten und Berichte
über die Ausbildung in Deutschland im Vergleich zu anderen Ländern aus der Zeit
um die Jahrhundertwende ausgewertet werden.

Die Blütezeit der deutschen Medizin und ihr Einfluß auf Amerika

Die Steilheit des Aufstiegs der deutschen Medizin nach 1850 wird besonders dadurch deutlich, daß die deutsche Medizin in der 1. Hälfte des 19. Jahrhunderts als die schlechteste der westlichen Welt galt (Wunderlich 1859, S. 295; Beecher u. Altschule 1977, S. 526) und ihr diese Vergangenheit noch bei den Verhandlungen der Kommission von Lord Haldane über die Universitätsausbildung in London vorgehalten wurde (von Müller 1912). Bemerkenswert ist weiter, daß der Leistungsanstieg ohne Änderung des Systems und der Organisation der Wissenschaft und ohne eine politische Revolution gelang, sieht man von der Revolution von 1848 ab.

Der Einfluß der Revolution von 1848 müßte für die Medizin noch genauer untersucht werden. Abgesehen von *Schönlein*, der 1830 und von *Virchow*, der wegen seiner Beteiligung an politischen Umtrieben 1849 des Amtes enthoben wurde und auch nach der Wiederanstellung politisch aktiv blieb, haben sich viele Wissenschaftler politisch angepaßt oder Deutschland verlassen. Dies traf besonders Ärzte, da den Medizinern, die sich an politischen Verbindungen beteiligt hatten, die Zulassung zur Staatsprüfung versagt wurde. Die Abgangszeugnisse der Universitäten, die für die Zulassung zum Staatsexamen nötig waren, enthielten bis 1869 einen Vermerk über die politischen Aktivitäten, und seien es selbst nur Beschuldigungen gewesen (Becher 1905a, S. 1008). Becher meint, daß vor allem Nordamerika von der Auswanderung von Medizinern aus Deutschland nach 1848 Nutzen erwachsen sei.

Im Rahmen der Diskussion der bevorstehenden Änderung des Medizinstudiums zum Ende des vergangenen Jahrhunderts war die 1. Sitzung des Kongresses für innere Medizin in Wiesbaden am 13. April 1898 dem medizinisch-klinischen Unterricht gewidmet. Das 1. Referat hielt *v. Ziemssen* aus München (v. Ziemssen 1898), den 2. Beitrag Prof. von Jaksch aus Prag. Von Ziemssen führte aus, daß im wesentlichen die demonstrativ-didaktische Methode des klinischen Unterrichts herrsche, bei der die Mitwirkung der Schüler untergeordnet sei und der er bereits früher die Wirksamkeit abgesprochen hatte. Die Klinik seiner Zeit habe noch denselben didaktisch-demonstrativen Charakter wie zu Boerhaaves Zeit. Die bisherigen Versuche, die praktisch-technische Ausbildung der Praktikanten in der Klinik durchzuführen, mußten daher fehlschlagen: „Die Klinik wird nie der Ort sein können, an dem die Praktikanten das lernen, was sie an diagnostischen und technischen Fertigkeiten erwerben müssen" (v. Ziemssen 1898, S. 19). Er forderte die Verlagerung des Schwerpunkts der Ausbildung von der Klinik in die Kurse.

Laborkurse in Deutschland und Nordamerika

Für diese Kurse forderte *v. Ziemssen* zur Ergänzung des rezeptiven Teils einen *aktiven* Teil mit *induktiver Methode* des selbständigen Untersuchens, der Urteilsgewinnung und des technischen Handelns. Darin „soll der Student nach Unterweisung

und Übung vor Aufgaben gestellt werden, deren selbständige Lösung er zu betrei-
ben und schließlich der Kritik des Lehrers zu unterbreiten hat" (v. Ziemssen 1898, S. 20). Zwei Jahre später hat der Präsident der Harvard-Universität, Eliot,
den Vorschlag von Cannon zur Einführung der Fallmethode in das Medizinstudium mit einem Hinweis auf den Wert der induktiven Methode der Ausbildung
unterstützt (Eliot 1900).

In dem Kurs, den v. Ziemssen für Vorgerückte hielt, würde in jeder Stunde
jeweils eine Gruppe von 3 Studenten zusammen einen Fall bekommen, den sie bis
zum Ende der Stunde gemeinsam untersuchen müßten. Die Praktikanten hätten
großes Interesse dafür – die Kranken freilich weniger. Den Mangel an Patienten
hält er für überwindbar, wenn man sich mit dem Material des Ambulatoriums
behelfe. Die zeitliche Ausdehnung der Kurse sei für die Lehrer eine Schwierigkeit,
da die Übungen nur einem kleinen Zuhörerkreis die Beteiligung gestatten würden.

Typisch für die deutsche Blütezeit war nach der Beschreibung von Becher im
Jahre 1905 der Erwerb von Wissen durch *eigene Arbeit im Labor*, der das bloße Aufnehmen durch die immer geringer werdende theoretische Unterweisung ablöste
(Becher 1905b). Dies berichtete auch *Welch* in seinen Briefen von seinem Studienaufenthalt nach 1875 in Straßburg, Leipzig und Berlin und verglich diese Erfahrung
mit der Ausbildung in den USA (Flexner S. u. Flexner J. T. 1941). Dort habe der
Professor den Studenten in Vorlesungen gesetzmäßig feststehendes Wissen „eingetrichtert", ohne daß die Studenten Gelegenheit zur eigenen praktischen Arbeit
gehabt hätten. In Deutschland dagegen gab v. Recklinghausen in der Pathologie am
Montag Anleitungen für Mikroskopierübungen, welche die Studenten die Woche
über selbständig ausführen mußten. Im physiologisch-chemischen Kurs überprüfte
Hoppe-Seyler die quantitativen und qualitativen Analysen mindestens zweimal täglich. Vergleichbare Kurse gab es in Amerika zu dieser Zeit nicht, die theoretische
Ausbildung, falls es sie überhaupt gab, bestand nur aus Vorlesungen.

Unter dem Druck der in der American Medical Association (AMA) zusammen-
geschlossenen Ärzteschaft setzte in den USA um die Jahrhundertwende eine grund-
legende Änderung der ärztlichen Ausbildung ein, in deren Rahmen *Abraham Flexner* den erwähnten Bericht über alle Medizinschulen der USA erstellte (Flexner 1910). Schon davor war eine erste Einstufung aller Medizinschulen nach der
Qualität ihrer Ausbildung vorgenommen worden, deren Ergebnis 1907 von der
AMA vorgelegt worden war. Von den 1907 existierenden 160 Medizinschulen in
den USA wurden 82 als annehmbar, 46 als zweifelhaft und 32 als nicht annehmbar
eingestuft. Bis zum Jahr 1910 schlossen 29 Medizinschulen und bis zum Jahr 1921
war ihre Zahl auf 83 gesunken (Field 1970).

Nach deutschem Vorbild wurden an den besten Medizinschulen der USA *Laborkurse* eingerichtet, diese aber wesentlich anders gestaltet. Friedrich von Müller
berichtete 1907 noch unbefangen von seiner Amerikareise im Osten der USA (Müller 1907). Dabei besuchte er mehrere Universitäten und die schon in Blüte stehenden übergeordneten Forschungsinstitute: Rockefeller Institute for Medical Research in New York, Phipps Institute for the Study and Prevention of Tuberculosis
in Philadelphia, Gratwick Cancer Research Institute in Buffalo, Carnegie Institution in Washington, Institut für Infektionskrankheiten in Chicago.

Deutschland begann im Jahre 1911 die Einrichtung dieser Forschungsinstitute nachzuahmen, die
als Teil der Kaiser-Wilhelm-Gesellschaft zur Förderung der Wissenschaften eine bessere wissen-

schaftliche Ausstattung hatten, als die der Universitäten und deren Mitglieder von Lehrverpflichtungen befreit waren. Sie bestehen bis heute als Max-Planck-Institute fort.

Die Beobachtungen von Friedrich v. Müller über die Anwendung der Fallmethode in der klinischen Ausbildung in New York wurden bereits angeführt. In seinem Reisebericht von 1907 geht er ausführlich auf die Durchführung der inzwischen eingerichteten Laborkurse und die Kenntnisse der Studenten auf dem Gebiet der Pathophysiologie ein (Müller 1907). Er schreibt: „Der Unterricht in Physiologie und physiologischer Chemie wird etwas anders als in Deutschland gehandhabt, indem ein größeres Gewicht auf die praktischen Übungen ... und auf eine selbständige Ausführung der Versuche gelegt wird ... Tierversuche werden in viel höherem Grade als in Deutschland herangezogen". In New York und an der Yale-Universität waren die Studenten selbst Versuchspersonen bei Stoffwechseluntersuchungen.

Aus der Durchsicht der Protokollbücher erkannte Müller, daß die Studenten zum eigenen Denken und Beobachten angeregt wurden. Es war ihm „klar, daß durch eigene experimentelle Tätigkeit ein viel besseres und fester haftendes Bild vom physiologischen Geschehen und ein besseres Verständnis für krankhafte Vorgänge erworben wird, als wenn der Student nur rezeptiv in der Vorlesung von den Experimenten hört". Dieses Urteil wurde auch durch seine Erfahrungen mit seinen amerikanischen Zuhörern bei seinen Gastvorlesungen über die pathologische Chemie der Verdauung und des intermediären Stoffwechsels gestützt. Er konnte in viele Details der organischen Chemie eindringen, ohne daß die Zahl der Zuhörer sich in der Serie der Vorträge verringert hätte, was in Deutschland bei diesem Thema der Fall gewesen wäre, „weil die chemischen und physiologischen Vorkenntnisse bei vielen nicht hingereicht hätten, um folgen zu können" (Müller 1907, S. 2430). Der Bildungsstand der an guten amerikanischen Schulen ausgebildeten Ärzte wird zu dieser Zeit so hoch eingeschätzt wie nach einer Ausbildung in Deutschland. Dementsprechend hat 1913 der Präsident des Verbands der amerikanischen Medizinschulen festgestellt, daß die Laborkurse in der Ausbildung der amerikanischen Ärzte vorherrschen würden und weit umfangreicher seien als selbst in Deutschland (LeFèvre 1913, zit. nach Peitzman 1983).

Wahrscheinlich war der Beitrag der *Vorlesung* zu der im übrigen an den verschiedenen medizinischen Fakultäten des deutschen Kaiserreiches sehr unterschiedlichen Qualität der Ausbildung sehr viel geringer, als heute angenommen wird. Daß viele dies heute anders sehen, entspricht einer Theorie von *Kuhn*, nach der der Forscher, der selbst keine wissenschaftliche Revolution erfahren hat, nur noch die Ergebnisse der letzten sieht (Kuhn 1976). Kuhn sieht in der Phase der zu Ende gehenden Revolution eine Gefahr in der Weitergabe festgefügten Wissens durch autoritative Lehrbücher, die die Entstehung der Erkenntnisse nicht anführen oder darüber sogar gezielt irreführende Angaben machen. Sie suggerieren eine Tradition schon immer bestehender fester Tatsachen, die in der Wissenschaft in solcher Form aber niemals bestanden hat. Insgesamt dürfte auch der Beitrag des Grundstudiums zur späteren Leistungsfähigkeit im Beruf geringer sein, als dies von Hochschullehrern angenommen wird. Entscheidend dafür sind die Lernfähigkeit, die Freiheit einer Entwicklung in eigenverantwortlicher Tätigkeit und die dafür wirksamen Honorierungssysteme.

Das Problem der Ausbildungskapazität

Jedes sich zur Reife entwickelnde System der Medizin hat sich mit dem Problem der Ausbildungskapazität auseinanderzusetzen. Zunächst wird die soeben erreichte Qualität der Ausbildung bedroht, was später bei ungünstigen sozialen Bedingungen die gesundheitliche Versorgung der Bevölkerung verschlechtert. Ein Beispiel dafür lieferten die Vereinigten Staaten von Amerika im 19. Jahrhundert. Die einfachste Lösung der Ausbildung einer großen Zahl von Studenten ist die Verlagerung der Unterweisung in den Hörsaal. Dies fand in den USA schon 60 Jahre nach der Gründung der ersten erfolgreichen Universitätsklinik im Jahre 1765 statt und führte bis zum Ende des 19. Jahrhunderts zu einem Überschuß von schlecht ausgebildeten Ärzten mit fraglichem Können und einem Verlust wissenschaftlicher Leistungen (Flexner 1910).

In der Zeit nach der Französischen Revolution wurde das Kapazitätsproblem in vielfältiger Weise gelöst, ohne daß zunächst die Qualität der Ausbildung darunter zu leiden hatte. Schon 1794 wurden die Lehrstühle doppelt besetzt. Dann wurden alle Krankenhäuser von Paris in die Ausbildung einbezogen. Die politische Forderung eines freien und von einer Vorbildung unabhängigen Zugangs zum Medizinstudium wurde sehr bald eingeschränkt, und schon 1802 wurden die „Volksstudenten" („les élèves de la patrie") auf eine niedrigere Ausbildung und Tätigkeit herabgestuft und ihre Zulassung auf das Département eingeschränkt. Aus Paris wird schon 1815 von überfüllten Hörsälen berichtet, in denen nichts gelernt werden kann. Die Ausbildung der eine Promotion und eine ärztliche Lizenz anstrebenden Studenten wird nicht überwacht, es wird nur noch eine Abschlußprüfung verlangt. Daneben wurde die Qualität der Ausbildung durch ein abgestuftes System der Auswahl einer Elite und deren Einbeziehung in die Tätigkeit der Professoren in der Krankenversorgung, in der Ausbildung des Nachwuchses und in der Arbeit im Sektionssaal als dem Ort der damaligen Forschung gesichert; diese kam also nur einer geringen Zahl zu, die obendrein noch von den Kosten der Ausbildung befreit war. Damit wurde für einige Jahrzehnte der wissenschaftliche Fortschritt gesichert. Es müßte untersucht werden, ob der nach den 20er Jahren einsetzende häufige Wechsel der politischen Macht, der sich auch auf die Professoren auswirkte, zu dem schon 1850 eingetretenen Abstieg der französischen Medizin beigetragen hat.

Eine weitere Möglichkeit zur Lösung des Kapazitätsproblems ist der Einsatz von Personen mit einer geringeren als der ärztlichen Kompetenz in der gesundheitlichen Betreuung der breiten Masse der Bevölkerung. In Deutschland wurde dafür der Berufsstand der Wundärzte eingeführt. Für ihre Ausbildung bestanden vorübergehend vor 1850 in Preußen 4 Akademien: in Breslau, Greifswald, Magdeburg und Münster.

In den USA wurde unter dem Druck des Ärztemangels und mit dem Zweck einer Verbilligung der ärztlichen Versorgung der nach 1965 allen Einwohnern zustehenden gesundheitlichen Betreuung der Beruf der „Ärzteassistenten" („physician assistant" geschaffen (Bowers 1977). Die ersten Ausbildungsprogramme wurden vor 1970 eingerichtet, bis 1975 war die Anzahl der Ausbildungsstätten auf 93 angewachsen. Die auch unter der Bezeichnung „medical expanders" oder „physicians associates" Tätigen haben eine geringere Vorbildung, eine kürzere Ausbildung und eine eingeschränkte, aber definierte Kompetenz. Sie arbeiten im allgemeinen nicht unabhängig, sondern unter der Verantwortung eines lizenzierten Arztes.

Das reziproke Verhältnis zwischen der *Qualität* und der *Quantität* der Ausbildung zum Arzt wurde in den vor 1900 entwickelten Systemen so gelöst, daß nur eine kleinere Auswahl unter den Medizinstudenten die mit der Fallmethode verbundene bessere Ausbildung erhielt. In Nordamerika ging die Entwicklung so vor sich, daß an einer hohen Qualität der Ausbildung für alle zum Medizinstudium zugelassenen Studenten festgehalten wurde, die Anzahl der Zulassungen aber streng auf die an den Betten der Lehrkrankenhäuser unter Überwachung praktizierenden Studenten begrenzt blieb. Damit blieb die wissenschaftliche Leistungsfähigkeit der amerikanischen Medizin über die letzten 60 Jahre führend auf der Welt. Die nordamerikanischen Medizinschulen waren jedoch nicht in der Lage, eine den Bedürfnissen der Bevölkerung entsprechende Zahl von Ärzten auszubilden. Die amerikanischen Krankenhäuser mußten daher nach 1955 eine immer größer werdende Zahl von im Ausland ausgebildeten Ärzten einstellen, um dem Ärztemangel abzuhelfen. Dieser wurde zu einem Politikum, als der Ärztebedarf nach der Sozialisierung auch der amerikanischen Medizin nach 1965 weiter anstieg. Der Anteil von Ausländern an den in den Krankenhäusern der USA eingestellten Ärzten überschritt 1957 20% und erreichte im Jahre 1969 mit 35% seinen Gipfel (Renschler u. Habeck 1985). 1950–1979 wanderten 92 626 im Ausland ausgebildete Ärzte in die Vereinigten Staaten ein, in derselben Zeit wurden 258 374 in den USA ausgebildeten Ärzten eine Lizenz erteilt.

Die Beschränkung der Ausbildung mittels der Fallmethode auf eine begrenzte Zahl von ausgewählten Studenten entspringt einmal aus dem Prinzip der Freiheit des Lernens und der Lehre. Die selbstverantwortliche Reife der Studenten, die ihnen wie in Deutschland mit dem Abgang vom Gymnasium bescheinigt wird, enthebt den Hochschullehrer von der Verpflichtung, die Studenten zu beaufsichtigen. Besteht aber eine verpflichtende Beziehung zwischen den Lehrern und den Studenten, setzen die ständige individuelle Anleitung und Überwachung der in die Patientenbetreuung einbezogenen Studenten und die Verantwortlichkeit gegenüber den Patienten einen großen Aufwand hochqualifizierter Lehrer voraus. Für die klinische Ausbildung müssen die Lehrer gleichzeitig höchste ärztliche Kompetenz haben und ausüben. Infolge der politisch vorgegebenen Überfüllung der deutschen medizinischen Ausbildungsstätten werden heute die Kriterien für die Zulassung zu den Ausbildungsphasen mit Patientenbezug politisch festgelegt.

Fallstudien und Ausbildung in der medizinischen Wissenschaft

Billroth hat schon 1876 in dem Buch, mit dem er die Methodenlehre der medizinischen Ausbildung als Disziplin begründete, geschrieben, daß das Problem eines kranken Menschen mit derselben wissenschaftlichen Methode zu lösen sei, mit der eine naturwissenschaftliche Fragestellung beantwortet wird (Billroth 1876, S. 74). Wissenschaftlicher Fortschritt und Ausbildung des Nachwuchses stehen in enger Wechselwirkung zueinander. In Deutschland wurde im vergangenen Jahrhundert der Grundsatz entwickelt und von der ganzen Welt übernommen, daß Lehrer in wissenschaftlich begründeten Fächern selbst in der Forschung tätig sein müssen. Ein kurzer historischer Rückblick soll daher auf die Bedeutung von Fallstudien für die medizinische Wissenschaft hinweisen, und schließlich soll ein Bezug zur Ausbildung des wissenschaftlichen Nachwuchses in den Naturwissenschaften hergestellt werden.

Fallstudien waren seit dem Altertum ein wesentlicher Bestandteil der medizinischen Wissenschaft. Die Neuerungen aus der Zeit der Französischen Revolution führten weit über die damals noch herrschende Medizin der Antike hinaus. Corvisart unterstützte seine Argumente mit zahlreichen Fallbeschreibungen, mit denen er die 1808 veröffentlichte Übersetzung des Werkes von Auenbrugger ergänzte (Auenbrugger 1808). Die Fälle hatte er in den der Veröffentlichung vorangegangenen 20 Jahren gesammelt und dokumentiert. So folgt nach den ersten 6 Textseiten der kommentierten Übersetzung von Auenbrugger über 5 Seiten die Beschreibung des Falles eines jungen Soldaten mit Berichten über die Vorgeschichte, den Befund, den Verlauf und die Sektion, die Corvisart im Frühjahr 1795 beobachtet hatte.

Das 1810 veröffentlichte Buch von Bayle über die Lungentuberkulose basierte auf 900 Sektionen und umfaßte zu 2/3 des Umfangs 54 Fallbeschreibungen. Diese ergänzen auch später, als der wissenschaftliche Fortschritt auf der statistischen Auswertung einer noch größeren Zahl von Fällen beruhte, die wissenschaftlichen Werke. Die numerisch genannte Methode wurde in Frankreich durch P.C.A. Louis begründet. Sein Buch über die Tuberkulose von 1825 beruht auf der Auswertung von 1960 Fällen und 358 Obduktionen, wobei nicht mehr der Einzelfall maßgebend war, sondern die Häufigkeit des Vorkommens in definierten Untergruppen (Louis 1825). In einer der wichtigsten klinischen Zeitschriften, dem *American Journal of Medicine,* nehmen auch heute noch die Beschreibungen von Einzelfällen 1/3 der Seiten ein.

Die Bedeutung der Fallanalysen spiegelt sich auch in den Reiseberichten ausländischer Ärzte wider. Das auf einem Studienaufenthalt in Paris in den Jahren 1813 und 1814 beruhende Buch von Haindorf enthält in der 2. Hälfte (Haindorf 1815, S. 270–524) Verlaufsberichte von 74 überwiegend chirurgischen Fällen. Diese entstanden allerdings nicht aus der Eigentätigkeit des Autors, sondern beruhten auf Beobachtungen der ärztlichen Tätigkeit berühmter Lehrer bei der Visite oder auf

Berichten, die die fast immer im Hospital anwesenden Eleven gerne an ausländische Besucher abgegeben haben.

Nach deutscher Ansicht muß erst die Theorie gelernt sein, ehe mit ihrer Anwendung am Patienten oder in der Forschung begonnen werden darf. Dem steht schon die Aussage von *Choulant* von 1829 entgegen, mit der er darauf verwiesen hat, daß sich der Student beim ersten Eintritt in das klinische Hospital am Krankenbett von allem bisher Erlernten völlig verlassen glaubt (Choulant 1829). Trotzdem wurde durch die Vermehrung des zu lehrenden Grundlagenwissens die theoretische Ausbildung um Jahre verlängert. Das führte zu einer Verlängerung des Abstands zwischen der Vermittlung der Theorie und ihrer Anwendung in der klinischen Erfahrung, die erst in ihrer Verbindung die Anwendungsfähigkeit der Theorie sichern. Auch v. Ziemssen erachtete 1898 die Ausbildung der Medizinstudenten in den Grundlagenfächern als nicht zureichend, da die Einrichtung von Laboratorien für die *praktische Schulung* der Studenten an den deutschen Universitäten vor 1900 nicht dem wissenschaftlichen Fortschritt gefolgt war (v. Ziemssen 1898, S. 16). Er gibt in seinem Referat der mangelnden Überzeugung der Behörden die Schuld.

Die von *v. Ziemssen* 1898 geforderte induktive Methode der Ausbildung wurde in dem 1901 eingeführten praktischen Jahr wirksam. Es ist zu fragen, ob nicht die erforderlichen Verbesserungen in den früheren Ausbildungsabschnitten durch die Verlagerung des Schwerpunkts der klinischen Ausbildung in das letzte Jahr unterblieben sind. Es ist heute weiterhin zu diskutieren, warum v. Ziemssens Vorschläge von 1874 und vom Internistenkongreß von 1898 nicht mehr weiter verfolgt wurden und 1986 in dem Vortrag zur „Erziehung des Arztes" nicht mehr erwähnt wurden, auch wenn ihn ein Nachfolger auf einem Münchener medizinischen Lehrstuhl am selben Ort und auf derselben Veranstaltung in Wiesbaden hielt.

Die in Deutschland dem Prinzip nach angenommene Trennung von Theorie und Praxis und die Orientierung der Ausbildung auf die Wissenschaft unter Beibehaltung mittelalterlicher Ausbildungsmethoden führt im Vergleich zu Nordamerika zu einem paradoxen Ergebnis. Friedrich v. Müller hielt 1927 einen späteren Vergleich des Erfolges der zwischen USA und Deutschland sich unterschiedlich entwickelnden Ausbildungssysteme für erforderlich (Müller 1927, S. 1459). Er schrieb:

„Die Frage, ob in der Medizin der Arbeitsschule oder dem Vorlesungswesen der Vorzug gebührt, läßt sich a priori nicht entscheiden. Die Antwort kann nur gegeben werden durch die Erfahrung, ob der Ärztestand in Amerika oder in Deutschland berufstüchtiger ist."

Wenn wir 60 Jahre danach eine Antwort auf diese Frage suchen, müssen wir die „Berufstüchtigkeit" nicht nur nach der Qualität der Krankenversorgung, sondern auch nach der Leistungsfähigkeit auf dem Gebiet der wissenschaftlichen Neuschöpfungen beurteilen. Die ärztliche Versorgung der gesamten Bevölkerung, die allerdings von weiteren Faktoren als der Leistungsfähigkeit der Ärzte abhängt, dürfte heute weniger Unterschiede zwischen den beiden Ländern aufweisen als paradoxerweise die wissenschaftliche Leistungsfähigkeit der beiden Systeme. Dieses Beispiel unterstützt die sich schon bei der Analyse der mit der Fallmethode arbeitenden erfolgreichen Ausbildungssysteme von Paris und Berlin ergebende Aussage, daß die Beziehungen zwischen der fallorientierten Ausbildung mit frühem Praxisbezug und der späteren wissenschaftlichen Leistungsfähigkeit enger sind, als dies oberflächlich zu erkennen ist.

Zur Frage des Bezuges zwischen Theorie und Praxis schreibt *Kuhn*, daß im Gegensatz zu der Ansicht, die Anwendung der Theorie sei nur Zierat der Lehrbücher, das Erlernen einer Theorie auf dem Studium und der Ausführung ihrer Anwendungen beruhe (Kuhn 1976). Ohne die Lösung exemplarischer Übungsaufgaben bleiben Gesetze und Theorien ohne Inhalt. *Maier-Leibnitz* hat dies in einem Beitrag zur Elitediskussion prägnant formuliert (Maier-Leibnitz 1984): *Forschen lernt man nur durch Forschen.*

Zusammenfassung

Die Beziehung zwischen Theorie und Praxis im Medizinstudium ist seit der Übernahme der klinischen Ausbildung in die deutschen Universitäten zu Beginn des 19. Jahrhunderts ein ungelöstes Problem. Die Einführung und Entwicklung einer Praxisphase wird bis zur Gegenwart dargestellt und Bezüge zu ausländischen Vorbildern und lerntheoretischen Begründungen hergestellt.

Die historische Betrachtung zeigt, daß die Fallmethode als besondere Form des Praxisbezuges in Europa in den jeweils die Führung in der medizinischen Wissenschaft übernehmenden Zentren stufenweise entwickelt und besonders für die Ausbildung einer Elite der Medizinstudenten eingesetzt wurde. Der Einsatz nahm nach 1714 seinen Ausgang in Leiden und wurde auf definierbaren Wegen über Wien nach Paris und Berlin übertragen. Die Studenten wurden dabei in zunehmendem Umfang in die Tätigkeit ihrer Lehrer am Krankenbett integriert. Mit der Verlagerung der Forschung vom Krankenbett in das Labor folgten zum Ende des 19. Jahrhunderts die Studenten ihren Lehrern nach. Unabhängig davon wurde seit 1900 die Fallmethode erneut in Nordamerika in zunehmendem Umfang in der ärztlichen Ausbildung am Krankenbett eingesetzt und bestimmt das Lernen der Medizinstudenten heute schon vom 1. Studienjahr an.

Die Fallmethode ist zur wichtigsten Ausbildungsmethode für Ärzte geworden. Sie ist dadurch charakterisiert, daß der Lernende die ihm zugeteilten Patienten mit einer im Laufe der Grundausbildung zunehmenden Eigenverantwortung ärztlich betreut und dabei eine systematische Überprüfung durch wissenschaftlich tätige Ärzte erfährt. Aus der Analyse der historisch nachgewiesenen Anwendungen der Fallmethode in der ärztlichen Ausbildung konnten die die Fallmethode bestimmenden Komponenten, die in variablen Dimensionen ausgeprägt sein können, definiert werden. Die erforderlichen theoretischen Grundlagen werden vornehmlich im Zusammenhang mit konkreten Aufgaben erworben und dienen einer Erweiterung der Denkstrukturen. Damit werden, besser als bei allen anderen Lernmethoden, die Voraussetzungen für die Anwendung des theoretischen Wissens bei der späteren Bearbeitung von realen Aufgaben geschaffen.

Es zeigte sich, daß eine Erziehung mittels der Fallmethode in Frankreich und gleichzeitig in Berlin im Jahre 1795 und in den Vereinigten Staaten zwischen 1896 und 1900 eingeführt wurde. Eine praktische Mitarbeit der Studenten auf den Krankenstationen in unmittelbarer Verbindung mit einer theoretisch-wissenschaftlichen Ausbildung war jeweils Grundlage der Ausbildung zum Arzt. Paris wurde zwischen 1810 und 1850 und Berlin zwischen 1850 und 1910 das Zentrum der in der Welt führenden Region der medizinischen Wissenschaft. Die Medizin von Nordamerika stieg nach 1920 zum ersten Weltrang auf. Für Paris führt Ackerknecht an, daß die führenden Wissenschaftler ihre Grundausbildung mit der Fallmethode erhalten haben, für Berlin konnte dies in dieser Arbeit nachgewiesen werden.

In Deutschland wird die Fallmethode erst mit dem Eintritt in die Facharztausbildung im 7. bzw. jetzt 9. Jahr der ärztlichen Ausbildung zur definierten und verbindlichen Ausbildungsmethode.

Eine Ausbildung mittels der Fallmethode erhält nur ein Teil der Studenten, der früher unsystematisch am Krankenbett ausgewählt wurde. Um 1800 etwa wurden leistungsbezogene Auswahlverfahren eingeführt. Infolge des ständig der Ausbildungskapazität voraneilenden Ärztebedarfs wurde der Widerspruch zwischen der Qualität der Ausbildung und der dafür zu großen Zahl der Medizinstudenten ein Merkmal des Medizinstudiums. Dieses Problem hat bis zur Gegenwart keines der die Führungsposition einnehmenden Systeme der medizinischen Wissenschaft gelöst. In Deutschland erfolgt eine mehrstufige Auswahl überwiegend nach politischen Gesichtspunkten.

Im Gegensatz zur Fallmethode stehen die Ausbildungsmethoden, bei denen sich die Tätigkeit auf die Lehrpersonen beschränkt und bei denen versucht wird, die Fähigkeit der Lernenden zum Denken und Handeln durch Demonstration meist simulierter Handlungen zu vermitteln oder bei denen nur eine abstrakte Systematik als unverbindliche Information dogmatisch angeboten wird.

Davon abzutrennen sind auch die Ausbildungssysteme, bei denen die Notwendigkeit eines Zusammenhangs von Theorie und Praxis bei der Ausbildung zwar anerkannt wird, durch die zeitliche oder örtliche Trennung der beiden Ausbildungsphasen für Theorie und Praxis eine integrierende Aneignung aber verhindert wird. Ein entsprechender Mangel tritt auch ein, wenn versucht wird, Theorie und Praxis zwar gemeinsam, jedoch ohne aktive Mitarbeit der Lernenden zu vermitteln.

Literatur

AAMC (ed) (1982) An overwiew of the general professional education of the physician and college preparation for medicine and questions that should be addressed. Association of American Medical Colleges, Washington

AAMC (ed) (1985) 1985–86 AAMC curriculum directory, 14th edn. Association of American Medical Colleges, Washington

Ackerknecht EH (1967) Medicine at the Paris Hospital 1794–1848. The Johns Hopkins Press, Baltimore

Agnew LR (1970) Scottish medical education. In: O'Malley CD (ed) The history of medical education. University of California Press, Berkeley, pp 251–262 (UCLA Forum in Medical Sciences, no. 12)

Anonymus (1819) Sketches of the medical school of Vienna. The Quarterly Journal of Foreign Medicine and Surgery and of The Sciences Connected With Them, 1: 84–192

Auenbrugger L (1808) Nouvelle méthode pour reconnaître les maladies internes de la poitrine par la percussion de cette cavité / Ouvrage traduit du Latin et commenté par J N Corvisart. Méquignon-Marvis, Paris

Awbrey BJ (1985) Reflexions on medical edcuation: Concerns of the student. J Med Educ 60: 98–105

Barrows HS, Tamblyn RM (1979) Problem-based learning in health sciences education. National Medical Audiovisual Center, U.S. Department of Health, Education, and Welfare, Atlanta

Barzansky B, Richards R, Filling C, McGuire C, Seefeldt M, Telder T (1984) A new approach to curriculum development for clinical education. In: Annual Report 1984: Center for Educational Development. University of Illinois, Chicago, pp 26–31

Becher W (1905a) Geschichte des ärztlichen Standes. In: Neuburger M, Pagel J (Hrsg) Handbuch der Geschichte der Medizin, Bd 3. Begründet von T. Puschmann. Fischer, Jena, S 1001–1022

Becher W (1905b) Geschichte des medizinischen Unterrichts. In: Neuburger M, Pagel J (Hrsg) Handbuch der Geschichte der Medizin, Bd 3. Begründet von T. Puschmann. Fischer, Jena, S 1042–1083

Beecher H, Altschule MD (1977) Medicine at Harvard: the first three hundred years. The University Press of New England, Hanover

Benbassat J, Schiffmann A (1976) An approach to teaching the introduction to clinical medicine. Ann Intern Med 84: 477–481

Billroth T (1876) Über das Lehren und Lernen der Medicinischen Wissenschaften an den Universitäten der deutschen Nation nebst allgemeinen Bemerkungen über Universitäten. Gerolds Sohn, Wien

Boerhaave H (1724) Atrocis, nec descripti prius, morbi historia. Boutesten, Leiden

Boerhaave H (1728) Atrocis, rarissimique morbi historia altera. Luchtmans & Haak, Leiden

Bohnsack F (1979) John Dewey (1859–1952) In: Scheurl H (Hrsg) Klassiker der Pädagogik, Bd 2. Von Karl Marx bis Jean Piaget. Beck, München, S 85–102

Bowers JZ (1977) An introduction to the American medicine – 1975 : A publication of the geographic health studies John E. Fogarty International Center for Advanced Study in the Health Sciences, U.S.D.H.E.W., National Institutes of Health, Bethesda MD

Burkhard GP, Renschler HE (1980) Untersuchung zu einem programmierten Kurs der Herzauskultation. Verh Dtsch Ges Inn Med 86: 646–648

Cabot RC, Locke EA (1905) The organisation of a department of clinical medicine. Bost Med Surg J 153: 461–465

Cannon WB (1900a) The case method of teaching systematic medicine. Bost Med Surg J 142: 31–36

Cannon WB (1900b) The case system in medicine. Bost Med Surg J 142: 563–564

Cannon WB (1968) The way of an investigator: A scientist's experiences in medical research (facsimile of 1945 edition). Hafner, New York, p 85

Chambers L, Davis D, Dok C, Feldman E, Mangenelli B, McKibbon A, Neufeld V, Tugwell P (1983) The impact of CME: An annotated bibliography assessing the effect of continuing medical education strategies on the program perception, competence and performance of physicians, and on patient outcomes – Updated April 1, 1985. McMaster University, Hamilton

Choulant L (1829) Anleitung zu dem Studium der Medicin. Voß, Leipzig

Christian HA (1949) Osler: Recollections of an undergraduate medical student at Johns Hopkins. Arch Intern Med 84: 77–83

Corner GW (1965) Two centuries of medicine – A history of the school of medicine, University of Pennsylvania. Lippincott, Philadelphia

Coury C (1968) L'enseignement de la médecine en France des origines à nos jours. Expansion Scientifique Française, Paris

Cross J (1815) Sketches of the medical schools of Paris – including remarks on the hospital practice, lectures, anatomical schools, and museums; and exhibiting the actual state of medical instruction in the French metropolis. Callow, London

Crosse VM (1968) A surgeon in the early nineteenth century. Livingstone, Edinburgh

Cushing H (1925) The life of Sir William Osler. Oxford University Press, London

Cushing H (1929) Consecratio medici and other papers: The clinical teacher and the medical curriculum (Congress on Medical Education, Medical License, Public Health, and Hospitals, Chicago, March 3, 1924). Little, Brown and Co., Boston, pp 186–199,

Czerny V (1895) Die Erweiterungsbauten der chirurgischen Klinik zu Heidelberg Laupp, Tübingen (Beiträge zur klinischen Chirurgie)

Dewhurst K, Reeves N (1978) Friedrich Schiller: Medicine, psychology and literature. Sandford, Oxford

Dietrich (1915) Einleitendes Referat über das „Praktische Jahr" der Mediziner. Veröff Geb Medizinalverw 4: 207–216

École de Santé de Montpellier (1795) Programmes des cours d'enseignement dans l'école de santé de Montpellier. Imprimés par ordre du Comité d'instruction publique de la Convention nationale. Du 21 germinal, an III de la République. Imprimerie des Sciences et Arts, Paris

Eliot CW (1900) The inductive method applied to medicine. Bost Med Surg J 141: 557–558

Elsässer CL (1849) Correferat über das medicinische Unterrichts- und Prüfungswesen. In: Berichte der ärztlichen Vertrauensmänner über die Reform des Medicinalwesens. Würtemb Med Correspondenzbl (Suppl) 1848/1849: 111–116

Elstein AS, Shulman LS, Sprafka SA (1978) Medical problem solving. Harvard Univ. Press, Cambridge

Eulner HH (1970) Die Entwicklung der medizinischen Spezialfächer an den Universitäten des deutschen Sprachgebietes. Enke, Stuttgart

Feen JAE van der (1983) Der Warffum-Kurs: Ziele, Kennzeichen, Methoden, Evaluation. Stichting Nascholing Huisartsen, Utrecht

Field J (1970) Medical education in the United States: Late nineteenth and twentieth centuries. In: O'Malley CD (ed) The history of medical education. University of California Press, Berkeley, pp 501–530 (UCLA Forum in Medical Sciences, no. 12).

Fischer B (1919): Zur Neuordnung des Medizinischen Studiums und Prüfungswesens. Lehmann, München

Flexner A (1910): Medical education in the United States and Canada: A report to the Carnegie Foundation for the Advancement of Teaching – Bulletin Number Four. The Carnegie Foundation, New York

Flexner A (1912) Medical education in Europe: A report to the Carnegie Foundation for the Advancement of Teaching – Bulletin Number Six. The Carnegie Foundation, New York

Flexner A (1923) A modern school. General Education Board, New York

Flexner A (1930) Universities: American English German. With a new introduction by Clark Kerr 1968. Oxford University Press, Oxford

Flexner A (1940) I remember. Simon & Schuster, New York

Flexner S, Flexner JT (1941) William Henry Welch and the heroic age of American medicine. The Viking Press, New York

Gale J, Marsden P (1982) Clinical problem solving: The beginning of the process. Med Educ 16: 22–26

Goellner JG (1978) The future of university presses. Library J 15: 1695–1701

Goldstein A (1961) The basic medical sciences in the Stanford plan. J Med Educ 36: 686–689

Guthrie D (1959) The influence of the Leyden school upon Scottish medicine. Med Hist 3: 108–122

Hagen W (1978) Auftrag und Wirklichkeit: Sozialarzt im 20. Jahrhundert. Banaschewski, München

Haindorf A (1815) Beyträge zur Culturgeschichte der Medizin und Chirurgie Frankreichs und vorzüglich seiner Hauptstadt. Vandenhoeck Ruprecht, Göttingen

Haller A von (1958) Haller in Holland: Het Dagboek van Albrecht von Haller van zijn Verblijf in Holland (1725–1727). In: Lindeboom GA (Hrsg) Koninklijke Nederl. Gist- en Spiritusfabriek, Delft

Ham TH (1962) Medical education at Western Reserve University: A progress report for the sixteen years, 1946–1962. N Engl J Med 267: 868–874, 916–923

Harrington TF, Mumford JG (1905) The Harvard Medical School, vol 3. Lewis, New York, pp 1315–1346

Haynes B, Davis DA, McKibbon A, Tugwell P (1984) A critical appraisal of the efficacy of continuing medical education. JAMA 251: 61–64

Heimpel H (1985) Gestaltung und Durchführung der mündlichen Prüfung nach dem dritten klinischen Abschnitt. In: Protokoll des Ordentl. Medizin. Fakultätentages der BRD am 7./8.Juni in Ulm (Donau), S 32–40

Hoffmann E (1948) Wollen und Schaffen: Lebenserinnerungen aus der Wendezeit der Heilkunde 1868–1932. Schmorl & von Seefeld, Hannover

Hufeland CW (1836) Enchiridion medicum oder Anleitung zur medizinischen Praxis – Vermächtniß einer fünfzigjährigen Erfahrung, 2.Aufl. Jonas, Berlin

Jaspers K, Rossmann K (1961) Die Idee der Universität für die gegenwärtige Situation entworfen. Springer, Berlin Göttingen Heidelberg

Joachim H, Korn A (1914) Grundriß des Deutschen Ärzterechts für Studierende, Ärzte und Verwaltungsbeamte. Fischer, Jena

Kaiser W (1979) Die medizinische Studienreform des frühen 18. Jahrhunderts. Zur 300. Wiederkehr des Geburtstages von Johann Juncker (1679–1759). Z Gesamte Inn Med 34: 340–348

Kassirer J (1983) Teaching clinical medicine by iterative hypothesis testing – Let's preach what we practice. N Engl J Med 309: 921–923

Kerschensteiner G (1914) Wesen und Wert des naturwissenschaftlichen Unterrichts, 1. Aufl. Teubner, Leipzig

Kilian HF (1828) Die Universitäten Deutschlands in medizinisch-naturwissenschaftlicher Hinsicht betrachtet. In: Neuburger M (1921) Die Wiener Medizinische Schule im Vormärz. Rikola, Wien, S 53–71

Kletke GM (1874) Die Medicinal-Gesetzgebung des Preussischen Staates : Aus dem amtlichen Material für den practischen Gebrauch zusammengestellt sowie durch die bezüglichen und allegierten Gesetze ergänzt, Bd 1: Der practische Arzt: Sein Studium seine Pflichten und Rechte. Grosser, Berlin

Kuhn TS (1976) Die Struktur wissenschaftlicher Revolutionen. Suhrkamp, Frankfurt

Laennec RTH (1826) Traité de l'auscultation médiate et des maladies des poumons et du coeur, 2e éd. Chaudé, Paris

Lesky E (1955) Johann Peter Frank als Organisator des medizinischen Unterrichts. Sudhoffs Arch 39: 1–29

Lindeboom GA (1968) Herman Boerhaave: The man and his work. Methuen, London

Linfors EW, Neelon FA (1980) The case for bedside rounds. N Engl J Med 303: 1230–1233

Littlemeyer MH (ed) (1984) Physicians for the twenty-first century : The GPEP report. Report of The Panel on the General Professional Education of the Physician and College Preparation for Medicine. Association of American Medical Colleges, Washington

Louis PCA (1825) Recherches anatomico-pathologiques sur la phthisie. Gabon, Paris

Maier-Leibnitz H (1984) Forschen lernt man nur durch Forschen. Frankfurter Allgemeine Zeitung 4.5.1984, S 25

Mares KR (coordinator), Epstein RD (coordinator) (1984) UMKC School of Medicine: Year 1 hospital work/study experience 1984. University of Missouri, Kansas City

Matthes M, Curschmann H (1950) Lehrbuch der Differentialdiagnose innerer Krankheiten, 13. Aufl. Springer, Berlin, Göttingen, Heidelberg

May R (1911) Die neue Kgl. Poliklinik in München. MMW 61: 88–91, 142–145

Morton LT (1983) A Medical Bibliography (Garrison and Morton): An annotated check-list of texts illustrating the history of medicine. 4th edn. Deutsch, London

Müller F (1907) Amerikanische Reiseeindrücke. MMW 54: 2388–2390, 2430–2434

Müller F von (1912) Lord Haldane's Royal Commission on University Education in London: Minutes of evidence. 53rd day. His Majesty's Stationary Office, London, pp 305–451

Müller F (1927) Amerikanische Reiseeindrücke. MMW 74: 1458–1463, 1508–1512

Müller F (1931) Das ärztliche Fortbildungswesen. MMW 78: 915–919

Müller F von (1953) Lebenserinnerungen. Lehmann, München

Nauck ET (1955) Studenten und Assistenten der Freiburger Medizinischen Fakultät - Ein geschichtlicher Rückblick. Albert, Freiburg/Breisgau. (Beiträge zur Freiburger Wissenschafts- und Universitätsgeschichte. H 5).

Naunyn B (1925) Erinnerungen, Gedanken und Meinungen. Bergmann, München

Newman G (1918) Some notes on medical education in England. His Majesty's Stationary Office, London

Noelle-Neumann E (1978) Ergebnisse und Tendenzen der Forschungsumfrage. Mitteilungen des Hochschulverbandes 26: 40–46

Osler W (1901) The natural method of teaching the subject of medicine. JAMA 36: 1673–1679

Osler W (1904) Aequanimitas: With other addresses to medical students, nurses and practitioners of medicine: Teacher and student, Univ. of Minnesota Oct. 4, 1892. Lewis, London, pp 23–43

Osler W (1911) Lord Haldane's Royal Commission on University Education in London: Minutes of evidence, 55th day. His Majesty's Stationary Office, London, pp 342–354

Pagel J (1901) Biographisches Lexikon hervorragender Ärzte des neunzehnten Jahrhunderts. Urban Schwarzenberg, Berlin

Peitzman SJ (1983) Lecturing in American medical schools - tenacious tradition. Arch Intern Med 143: 1593–1596

Pinel P (1980) The clinical training of doctors: An essay of 1793 [Originaltitel vom Januar 1793: Déterminer quelle est la meilleure manière d'enseigner la médecine pratique dans un hôpital. / Edited and translated, with an introductory essay by Dora B. Weiner]. Johns Hopkins University Press, Baltimore (Henry E. Sigerist Supplements to the Bull Hist Med, New Series, no 3)

Poynter FNL (1970) Medical education in England since 1600. In: O'Malley CD (ed) The history of medical education. University of California Press, Berkeley, pp 235–249 (UCLA Forum in Medical Sciences, no. 12)

Probst C (1973) Der Weg des ärztlichen Erkennens am Krankenbett: Hermann Boerhaave und die ältere Wiener medizinische Schule, Bd 1 (1701 - 1787). Steiner, Wiesbaden (Sudhoffs Archiv: Zeitschrift für Wissenschaftsgeschichte - Beihefte, Heft 15)

Puschmann T (1889) Geschichte des medicinischen Unterrichts von den ältesten Zeiten bis zur Gegenwart. Veit, Leipzig

Rapmund (1915) Neuregelung der Bestimmungen über das „Praktische Jahr" der Mediziner. Veröff Geb Medizinalverw 4: 216–232

Reil JC (1804) Pepinieren zum Unterricht ärztlicher Routiniers als Bedürfnisse des Staats nach seiner Lage wie sie ist. Curt, Halle

Rein W (1899) Theorie und Praxis. In: Rein W (Hrsg) Encyklopädisches Handbuch der Pädagogik, Bd 7. Beyer, Langensalza

Renschler HE (1947) Zur Reform des Medizinstudiums. Hippokrates 18: 370–371

Renschler HE, Habeck D (1985) Die amerikanischen Prüfungen für ausländische Ärzte. Med Ausbildung 2: 50–58

Risse GB (1986) Hospital life in Englightenment Scotland : Care and teaching at the Royal Infirmary of Edinburgh. Cambridge University Press, Cambridge London New York New Rochelle Melbourne Sydney

Schickert (1895) Die Militärärztlichen Bildungsanstalten von ihrer Gründung bis zur Gegenwart. Mittler, Berlin (Faks. Olms, Zürich, 1986)

Schiller F (1959) Medizinische Schriften: Eine Buchausgabe der Deutschen Hoffmann-LaRoche AG aus Anlaß des 200. Geburtstages des Dichters, 10. November 1959. Hoffmann-LaRoche, Grenzach

Silber DL, Williams RG, Paiva REA, Taylor D, Robinson R (1978) The SIU Medical Curriculum: Systemwide objectives-based instruction. J Med Educ 53: 473–479

Stanford University School of Medicine (1985) Syllabus: Preparation for clinical medicine (Medicine 208) 1985-86. Stanford University, Stanford

Stein LS (1981) The effectiveness of continuing medical education: Eight research reports. J Med Educ 56: 103-110

Steudel W-I (1973) Die Innovationszeit von Prüfungsfächern in der medizinischen Ausbildung in Deutschland und ihre Bedingtheiten (dargestellt am Verhalten der Administrative); Materialien und Analysen zur Entwicklung der medizinischen Ausbildung seit 100 Jahren (1869 - 1969). Med. Dissertation, Universität Kiel

Sticker G (Hrsg) (1923) Hippokrates: Der Volkskrankheiten erstes und drittes Buch (um das Jahr 434-430 v. Chr.). Aus dem Griechischen übersetzt, eingeleitet und erläutert. Barth, Leipzig (Klassiker der Medizin, herausg. von Karl Sudhoff)

Stoddart LD (1967) Pathology case teaching in seminar groups. J Med Educ 42: 793-797

Strümpell A (1925) Aus dem Leben eines deutschen Klinikers: Erinnerungen und Beobachtungen. Vogel, Leipzig

Uhland R (1953) Geschichte der Hohen Karlsschule in Stuttgart. Kohlhammer, Stuttgart (Darstellungen aus der Württ. Geschichte, Bd 37)

Underwood EA (1977) Boerhaave's men at Leyden and after. Edinburgh University Press, Edinburgh

Verbeek HA (1982) Modernisering van klinisch onderwijs. Ned Tijdschr Geneeskd 126: 1787-1790

Virchow R (1848) Der medicinische Universitäts-Unterricht. Die medicinische Reform 1: 85-87

Virchow R (1865) Gedächtnisrede auf Joh. Lucas Schönlein: Gehalten am 23. Januar 1865, dem ersten Jahrestage seines Todes. Hirschwald, Berlin, S 19, 31

Wagoner NE, Suriano JR, Stoner JA (1986) Factors used by program directors to select residents. J Med Educ 61: 10-21

Weizsäcker CF von (1977) Der Garten des Menschlichen: Beiträge zur geschichtlichen Anthropologie. Hanser, München

Wunderlich CA (1859) Geschichte der Medicin. Ebner Seubert, Stuttgart

Wunderlich CA (1974) Wien und Paris - Ein Beitrag zur Geschichte und Beurteilung der gegenwärtigen Heilkunde in Deutschland und Frankreich1841. Koelbing HM (Hrsg). Huber, Bern

Ziemssen H von (1874) Ueber den klinischen Unterricht in Deutschland. Dtsch Arch Klin Med 13: 1-20

Ziemssen H von (1879) Ueber die Aufgaben des klinischen Unterrichts und der klinischen Institute. Dtsch Arch Klin Med 23: 1-22

Ziemssen H von (1891) Die Organisation des Medicinischen Unterrichts. Sonderabdruck aus den Verh. des XIX. deutschen Aerztetages zu Weimar am 22./23. Juni 1891. Ackermann & Glaser, Leipzig

Ziemssen H von (1898) Ueber den medicinisch-klinischen Unterricht. Verh. 16. Congr. Innere Medicin - Gehalten zu Wiesbaden, 13.-16. April 1898. Bergmann, Wiesbaden, S 11-28

Namenverzeichnis